现代卫生综合管理理论与卫生政策绩效评价研究

王新利　刘艳丽　著

陕西新华出版

陕西科学技术出版社
Shaanxi Science and Technology Press

西安

图书在版编目（CIP）数据

现代卫生综合管理理论与卫生政策绩效评价研究 /
王新利, 刘艳丽著. — 西安：陕西科学技术出版社，
2024.1

    ISBN 978-7-5369-8852-1

    Ⅰ.①现⋯ Ⅱ.①王⋯ ②刘⋯ Ⅲ.①卫生管理－研
究－中国②卫生工作－方针政策－研究－中国 Ⅳ.
①R199.2②R-012

中国国家版本馆CIP数据核字(2023)第208763号

现代卫生综合管理理论与卫生政策绩效评价研究

XIANDAI WEISHENG ZONGHE GUANLI LILUN YU WEISHENG ZHENGCE JIXIAO PINGJIA YANJIU

王新利　　刘艳丽　**著**

责任编辑	高　曼
封面设计	段成凤

出 版 者　陕西科学技术出版社
　　　　　　西安市曲江新区登高路 1388 号陕西新华出版传媒产业大厦 B 座
　　　　　　电话（029）81205187　　传真（029）81205155　邮编710061
　　　　　　http://www.snstp.com

发 行 者　陕西科学技术出版社
　　　　　　电话（029）81205180　　81206809

印　　刷　陕西隆昌印刷有限公司

规　　格　889 mm × 1194 mm　16 开本

印　　张　16

字　　数　240 千字

版　　次　2024 年 1 月第 1 版
　　　　　　2024 年 1 月第 1 次印刷

书　　号　ISBN 978-7-5369-8852-1

定　　价　98.00 元

作者简介

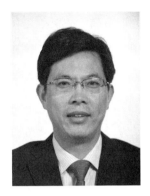

　　王新利，在读博士，副研究员，研究方向为卫生管理、卫生政策。现任职于济宁市第一人民医院，先后任济宁市第一人民医院经济管理部、物价管理部、信息部、安全监督管理办公室主任等职务。分别从事医院信息化管理、医院经济管理、医院统计、医院安全监督管理等工作。在医院不增建筑面积的情况下，利用房屋平面图增加病床 300 张，年增加收治病人 1.6 万人次；建立收费编码字典库，现医院实现"无纸化"办公、诊疗资料与院外互联互通等数字智慧化管理，病历资源院外共享。2 次参加西藏卫生支持项目，做医院管理指导和培训，参加大型医院管理培训讲课 20 余次，接待参观学习 500 余家次。2006 年、2008 年参与起草和修订《山东省综合医院评价标准及实施细则（试行）》。

　　分别在《中华医院管理杂志》《中国卫生人才》《中国医院统计》《中国人才》《中国卫生产业》《中国医院》《数码世界》等国家级杂志发表论文近 30 篇，在《财务管理与会计基础知识》《DRG/DIP 病种（组）精益运营管理实操手册》《中国医院院长手册》《医院信息化建设与精细化管理》等 8 部著作中担任主编、副主编和编委。2021 年牵头主持的"基于 5G 院前院内协同救治体系建设与研究"和"5G 医疗物联网系统"，获工业和信息化部、国家卫健委应用试点项目；主持的济宁市第一人民医院"5G+ 医疗救治"项目获得智慧医疗类领军奖；参与济宁市公立医院高质量发展重点研究课题 2 项。

　　先后荣获全国第二次基本单位普查先进工作者、山东省级"全国人口普查"先进工作者、山东省医药卫生行业杰出贡献人物、山东省卫生经济协会优秀工作者、山东省第六次人口普查先进个人、山东国家统计局山东调查总队"年度流通消费价格统计调查工作先进个人"等荣誉称号。

　　兼任中国卫生经济学会医院经济专业委员会委员、山东省卫生经济协会常务理事、山东省卫生经济协会卫生服务成本与价格专业委员会副主任委员、山东省卫生经济协会经济研究专业委员会副主任委员、山东省医院协会安全委员会常务委员、山东省卫生经济协会医院经济专业委员会常务委员、山东省卫生经济协会公共卫生专业委员会常务委员、山东省卫生经济协会医疗健康标准化专业委员会首届委员、山东省卫生经济协会第二届后勤运维与建设规划专业委员会委员等职。

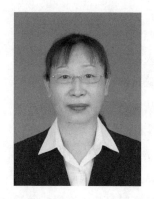

刘艳丽，副研究员，研究方向为卫生管理、卫生绩效评价。现任职于济宁市第一人民医院财务部。分别在《中国卫生人才》《中国医院统计》《中国卫生产业》《中国医院》等国家级杂志发表论文 10 余篇。先后荣获第二次全国农业普查先进个人、山东省消费价格统计调查先进个人、山东省第二次全国 R&D 资源清查先进个人等荣誉称号。

前 言

卫生管理人才的培养培训是一项极其重要和迫切的任务，更是一项极具探索性、创新性和挑战性的工作。中共中央、国务院在《关于深化医药卫生体制改革的意见》中明确指出，要全面加强卫生管理服务体系建设，特别是形成以基层医疗卫生服务网络为基础的分工明确、信息互通、资源共享、协调互动的公共卫生服务体系。医疗卫生事业发展的新形势向广大活跃在公共卫生服务第一线的基层工作者提出了新的要求。通过开展科学规范的卫生管理服务，不断提高卫生管理从业人员的水平来满足新形势的新要求，已成为卫生管理工作者的迫切需要。

随着我国经济社会的快速发展，卫生健康政策在经济社会政策体系中体现不全面、不充分。为提高人民健康水平，党和政府报告都多次明确提出要完善国民卫生健康政策的要求。卫生政策研究的主要职责就是围绕人民健康新需求、卫生计生事业发展新形势，聚焦重点领域和关键环节，开展基础性、战略性、综合性政策研究，不断调整和完善卫生政策，为科学决策、完善立法提供依据。

自世界卫生报告提出卫生系统绩效评价以来，国家卫生系统绩效评价研究迅速发展并引起了广泛关注。国家卫生系统绩效评价在卫生系统绩效监测评价、卫生决策、资源规划和数据系统完善方面发挥着重要作用。通过对目前有代表性的评价模型和框架的研究，总结和借鉴卫生系统绩效评价理论、方法和实践方面的有益经验，进而构建和完善中国的卫生系统绩效评价模型，对我国卫生系统评价制度的完善和卫生系统的加强具有重要意义。

本书共7章，第一章对卫生事业管理基础概念进行了阐述，第二章对卫生事业制度与方针进行了总结，第三章对公共卫生事件处理与服务管理相关内容进行了详细介绍，第四章对卫生信息管理相关内容进行了归纳，第五章对卫生资源管理相关内容进行了分析，第六章对卫生政策研究进行了重点剖析，第七章从理论与实践角度系统地论述了卫生绩效评价研究相关内容。书稿整体框架完整，结构安排合理，涵盖面广，具有一定的实践性。

虽然编者力求完美，但编写过程中难免存在不足与遗憾，敬请广大读者批评指正。

编者

2023 年 6 月

目 录

第一章　卫生事业管理概述

第一节　卫生事业管理基础理论

一、管理的概念

理解管理含义的要点就是理解资源与目标的关系。管理是一个决策的过程，决定资源（财力、物力和人力资源，比如专业人员、医疗设备和转运设备）将怎样产生、发展和用于实现组织目标。不能否定做这种决策的必要，因为资源是有限的。

如何配置这些有限的资源是关键问题。首先需要从宏观的角度制订卫生服务的决策，从而在不同的领域间配置资源，然后从可操作性角度出发，选择不同的方法提供服务。管理关系到改善资源的配置。举例来说，在医疗行为和公共卫生之间，在不同的医疗服务级别间（一级医疗、二级医疗和三级医疗），在不同的疾病控制计划间，在不同的地域间，在不同的社会和种族团体间，在医务人员和药品的不同花费间，又或者不同的医务人员，如医师和护士的内部配置间都可能存在资源的不平衡。

如何制订这些决策是关键的问题，这个问题从某种程度上讲取决于管理者是谁。管理活动最好能按各自职责来分担，特别是由那些只做管理的管理人员和那些主要做实际卫生工作的人员分担。全职管理人员的重要角色就是提供给卫生专家们行使自己职能所需的空间和资源。

这个讨论至今都是聚焦在资源的有限性和在解决主要约束的过程中管理所

扮演的关键角色上。然而，认清与管理相关的其他约束也很重要，包括政治上的（从最广阔的视角看）。管理者可能用不同的方法回应这样的约束，包括服从、挑战，或者寻找方法与它们周旋。实际上，管理的成功常常得益于管理者的创造力，而不是服从于约束。这是管理区别于行政的关键特征，因为行政更加倾向于依照常规和程序来执行。

早期管理的定义给了我们专业又机械的印象，然而有效的管理却是一门艺术和科学。管理有一个特殊的方面，就是在处理一些情况的时候，它经常遗忘了自己的角色，这一点是后来才被揭示出来的。事实上，我们并不存在统一的、正确的管理手段。管理要有效，就必须认识其所作用的对象是什么，并相应地改变管理手段使之更适合实际情况。管理对象可以包括健康状况、政治稳定的情况、对社区改革的普遍态度和经济增长水平。另外，适合一种情况的方法措施也许并不适合另一种情况。

管理的政治特征也需要强调。虽然管理要求一定的技术技巧，但它不可避免地要去处理一些意料之外的变动，这种变动可能会影响整个管理队伍的工作甚至导致相反的结果。成功的管理不仅需要技能，还需要对政治的分析。多种多样的技能被发掘出来用于描绘对特殊干预手段的态度，其中最知名的就是利益相关集团分析。不同的集团是如何在管理过程中发挥作用的，这可能影响到管理的质量、决策制订的速度、产生结果的所有权以及管理的实施。例如，在管理过程中的不同环节可能会引发相应的磋商，这些磋商的内容有着不同的指示。

二、公共卫生的概念

目前，国际上对于公共卫生的定义并不十分统一。公共卫生最简单的概念是健康促进、疾病预防和健康保护。

早期经典的公共卫生概念是 1920 年耶鲁大学 Winslmv 教授提出的："公共卫生是防治疾病、延长寿命、改善身体健康和功能的科学和实践。公共卫生通过有组织的社会努力改善环境卫生，控制地区性的疾病，教育人们关于个人卫生的知识，组织医护力量对疾病做出早期诊断和预防治疗，并建立一套社会体制，保障社会中的每一个成员都享有能够维持身体健康的生活水准。"世界卫生组织1952年采纳这一定义并沿用至今。迄今为止，该定义仍被认为是最有远见和最全面的。

1995年，美国医学会的公共卫生定义：公共卫生就是履行社会责任，以确保提供给居民维护健康的条件，这些条件包括生产、生活环境、生活行为方式和医疗卫生服务。

1998年，现代预防医学辞典对公共卫生的定义：公共卫生是以社会为对象，以行政管理、法规监督、宣传教育为手段，通过宏观调控协调社会力量，改善社会卫生状况，提高全民健康水平的一种社会管理职能。它是在现代社会发展、人们的健康日益成为社会问题的情况下，在预防医学领域中最能体现医学与社会经济发展和社会稳定密切关联的社会管理职能。这一定义具有明显的狭义取向。

2003年以后，我国公共卫生逐渐与国际接轨。2003年7月28日，国务院吴仪副总理在全国卫生工作会议上提出：公共卫生就是组织社会共同努力，改善环境卫生条件，预防控制传染病和其他疾病流行，培养良好卫生习惯和文明生活方式，提供医疗卫生服务，达到预防疾病，促进健康的目的。这一界定指出了公共卫生的服务范围、长期目标和政府职能，勾画出了我国公共卫生的整体框架，与国际界定的高度与视角基本是一致的。

2004年，Beaglehole等对现代公共卫生的理论和时间特征进行了如下总结：公共卫生是以持久的全人群健康改善为目标的集体行动。这个定义尽管简短，但是充分反映了现代公共卫生的特点：①需要集体的、合作的、有组织的行动；②可持续性，即需要可持久的政策；③目标是全人群的健康改善，减少健康的不平等。

至此，国内外对于公共卫生定义的研究大多数只着眼于公共卫生做什么和怎么做。2009年10月15~16日在北京召开的中华医学会首届全国公共卫生学术会议提出了中国公共卫生定义，内容为：公共卫生是以保障和促进公众健康为宗旨的公共事业，通过国家与社会共同努力，防控疾病与伤残，改善与健康相关的自然和社会环境，提供基本医疗卫生服务，培养公众健康素养，实现全社会的健康促进，创建人人享有健康的社会。

中华医学会卫生学分会主任委员、中国疾病预防控制中心首席流行病学专家曾光教授说，此次会议提出的中国公共卫生定义，第一，明确了公共卫生为国家和全体国民共同努力的公共事业，各级政府负有保障和促进公众健康不可推卸的责任，全体国民都是公共卫生事业的主人公。第二，强调公共卫生保障每个公民的健康权利，每个公民都有获得与生俱有的健康和长寿的权利。第三，提出公共卫生四大任务，即预防控制疾病与伤残，改善与健康相关的自然和社会环境，提供基本医疗卫生服务，培养公众健康素养。

三、卫生事业管理的概念

卫生事业管理是指政府、卫生行政部门及有关行政部门根据卫生事业的规律和特点，将卫生资源进行优化配置，及时合理地提供给全体人民，并对维护和增进人民健康的组织体系、系统活动和社会措施进行管理。

（一）卫生事业管理的主体

卫生事业是一项社会事业。社会事业与一般的行业存在着明显的区别，能够称为社会事业的只有科学、教育、文化、卫生等少数几项。社会事业都有明显的公益性，而其他社会行业的公益性质则不显著。在所有的社会事业中，政府都应发挥明确的组织和领导作用，而其他社会行业的运行主要依靠市场的力量。卫生事业管理的主体是政府、政府卫生行政部门和政府其他相关部门（如发展和改革部门，劳动和社会保障部门等）。

（二）卫生事业管理的方式

卫生事业管理的方式主要有以下几项。

1.计划方式

计划具有方向性、指令性和指导性。卫生事业管理的计划方式的主要表现是，社会经济发展的中长期计划中对卫生事业的规划；卫生事业发展的中长期计划；区域卫生规划，卫生事业的财政预算；医疗机构设置规划等。各种卫生计划发挥着明确事业发展目标，选择适当政策措施，保持医疗资源供需合理，优化卫生资源配置，提高资源利用效率的作用。计划方式包括计划编制、计划实施和计划评价等阶段。

2. 法律方式

是指政府通过法律、法规来调整各社会主体之间的关系。法律手段具有约束性、强制性和稳定性。卫生事业管理法律方式的表现是全国人民代表大会及其常务委员会制订管理卫生事业的法律，国务院和各省、自治区、直辖市人民代表大会制订管理卫生事业的法规，如全国人大常委会制订的《执业医师法》、国务院制订的《医疗机构管理条例》等。各种法律、法规依靠一定的强制性，保证卫生事业沿着法制化的轨道稳定运行，保证卫生行政部门依法实施管理。

3. 经济方式

是指政府通过经济机制对卫生机构的运行进行调节和控制的方式，经济方式具有间接性、灵活性、灵敏性和自觉性的特点，经济方式包括财政手段、价格手段、税收和收费手段等。随着我国市场经济体制的发展，政府对卫生机构管理的经济方式越来越多样化，越来越讲求科学化、合理化，越来越注重成本／效果评价。

4. 行政方式

政府运用行政方式管理卫生事业的主要表现是政策和行政命令，政府通过行政方式规范各社会主体的行为，规范卫生机构的行为，使之提供符合人民群众需要的服务。

5. 项目方式

项目方式是近年来兴起的政府管理卫生事业的方式，即将一项重要的卫生工作，事先明确目标、资源投入、项目主体和负责人、起止时间，按照计划、实施、评估等环节进行管理的方式。项目方式的优点是能够及时地总结经验和教训，避免在工作中走弯路。

（三）卫生事业管理的对象

1. 各种卫生机构及相关机构

包括卫生服务的提供机构、卫生行政机关、医疗保险管理经办机构、药品和卫生材料的生产和经营机构、医学教育和科研机构、为卫生事业发展提供财政和政策支持的政府机构等。卫生事业管理活动，就是通过调整这些机构之间的关系，规范这些机构的行为，实现卫生工作的质量、效率和公平，保证社会的卫生安全。

2. 卫生服务的提供者及相关人员

包括提供卫生服务的各级各类卫生技术人员、卫生行政人员、医疗保险机构的经办人员、接受卫生服务的各类人员，都是卫生事业管理的对象。卫生事业的管理过程，就是通过调整这些人员之间的关系，规范这些人员的行为，实现卫生服务的质量、效率和公平，保证社会的卫生安全。

（四）卫生事业管理的内容

1. 优化卫生政策

卫生政策是指政府为保障人民健康而制订的方针、措施和行为规范。卫生政策对卫生事业发展的影响是巨大的，一个国家或地区卫生事业发展的成败得失，很大程度上取决于这个国家或地区卫生政策的优劣正误。因此，卫生事业管理首先是对卫生政策的管理，卫生政策管理包括卫生政策的研究制订、实施和政策分析评价。

2. 合理配置卫生资源

卫生事业的运行和发展需要运用大量的卫生资源，这些资源包括人、财、物、技术、信息等，卫生事业管理就是要科学地管理这些资源，合理地配置这些资源，实现卫生资源的优化配置，提高资源利用效率，提升卫生服务的质量。

3. 科学地编制和实施卫生计划

计划是卫生工作的首要职能，也是卫生事业管理的主要内容。卫生事业管理通过正确的卫生计划明确发展目标，选择适当的行为规范和措施，规定合理的卫生资源投入，保证卫生工作沿着正确的轨道前进。

4. 提升卫生系统功能

卫生事业管理针对上述机构和人员，组成了复杂的系统和体系，如医疗服务体系、医疗保险体系、卫生管理体系、公共卫生体系、卫生监督执法体系等，这些体系共同组成了卫生系统。卫生事业管理追求的是这些体系的良性互动和有机配合，是系统功能的整体优化和系统产出的最大化。

四、我国卫生事业管理的理论体系建设

（一）在理论问题上统一

在卫生事业管理中有一些理论问题必须统一认识。比如，卫生事业机构究竟是什么性质的单位。目前对这个问题的议论很多。卫生事业单位的性质应属福利事业。社会主义的福利事业是国家为了满足人民的各种消费需要而设的。但福利事业并不是"大锅饭"，它需要有效的经营管理，以便能够充分发挥它为人民的健康需要服务的作用。由于现阶段卫生事业单位使用的仪器设备、材料药品等是商品，因此在其经营管理中必须重视经济规律的作用。但卫生事业机构并不是赢利单位，它的经营性质是与企业单位截然不同的。由于现在有些卫生事业机构有亏损，有些同志就简单地认为把卫生事业机构当作企业单位来经营管理就可以解决问题，因而在改革中袭用企业单位的经营方法，采用各种手段赚钱，以致损害了卫生事业的声誉，给人民群众（卫生消费者）带来不良影响。这种情况的发生，与当前理论概念上的混乱有关。在目前情况下，既要按照经济规律办事，但又不能因此而改变社会主义社会卫生事业机构的性质。此外，从体制方面来说，我们也要从经济理论、社会学和管理科学的角度来加以研究。

在有关的理论问题上，必须经过认真的学术讨论，结合改革的实践，逐步形成一套公认的、符合社会主义理论原则的观点，这样才能为建立卫生事业管理的理论体系奠定基础。

（二）确立先进的管理思想

为建立具有中国特色的卫生事业管理理论体系,必须确立先进的管理思想。我们的理论体系必须既能反映我国特点，又能反映当代的先进管理思想。在以往卫生工作的管理经验中，有许多适合我国情况，确实行之有效的做法。比如，宣传和组织群众参与卫生预防工作，领导、卫生技术人员和群众（卫生消费者或受益者）的三结合，以及分层次的目标管理等，都是很好的经验，应该加以

理论概括，然后纳入我国的管理理论体系中去。同时又必须运用适应新技术革命的与管理学科密切相关的，如系统工程、信息论、控制论、概率论等理论和技术，以及医学社会学、社会心理学等学科的观点和方法，把我国的经验和当代先进的管理理论技术结合起来，从而保证我国卫生事业管理理论体系的先进性、科学性、实践性和可行性。目前需要有这样一个理论体系来指导我们的卫生事业管理，以便促进我国卫生事业的蓬勃发展。

（三）在改革的实践中建立理论体系

怎样去建立这个体系呢？除需要总结我国以往正反 2 个方面的经验，借鉴国外有关卫生事业管理的理论和经验外，更重要的是，必须从当前卫生事业机构的改革中去汲取营养，充实我们的思想。在改革中将会出现各种不同的管理思想和管理技术方法，我们要善于发掘。可以在众多的改革方案中逐渐概括和提炼出可供选择的一个或多个方案，为建成我国的卫生事业管理理论体系创造条件。当然，这需要有一个反复实践和讨论的过程。任务是艰巨的，但只要认真做好调查研究，坚持实事求是的科学态度，就一定能建立一个先进的、适合我国情况的、在实际工作中行之有效的卫生事业管理理论体系。《中国卫生事业管理》杂志的诞生是我国卫生界的一件喜事，它将成为讨论和研究卫生事业管理问题的园地，并将为建成理论体系和促进我国卫生事业管理的发展作出贡献。

五、管理的基本职能

（一）计划与决策

"凡事预则立、不预则废"，不论组织还是个人，工作还是生活，几乎任何活动都离不开计划。凡事都要制订计划，才能实现预期目标。事前是否进行计划，事后将会得到完全不同的结果。

1. 计划

计划是对未来行动方案的一种说明，包括目标、实现目标的方法与途径、实现目标的时间、由谁完成目标等内容。计划是一种结果，它是计划工作所包含的一系列活动完成之后产生的。计划工作有广义和狭义之分。广义的计划工作是指制订计划、执行计划和检查计划 3 个阶段的工作过程。狭义的计划工作是指制订计划，即根据组织内外部的实际情况，权衡客观的需要和主观的可能，通过科学的调查预测，提出在未来一定时期内组织所需达到的具体目标以及实现目标的方法。计划工作是一种特定的管理行为，是各级管理者所要完成的一项劳动，是一种预测未来、设立目标、决定政策、选择方案的连续程序。计划工作的目的是力图使组织在将来获得最大的成效。

如果一个计划能够达到目标，但在计划的实现过程中付出了太高的代价或者是不必要的代价，那么这个计划的效率就是很低的。计划要讲究经济效益。因此，在制订计划时，要时时考虑计划的效率，不但要考虑经济方面的利益，而且还要考虑非经济方面的利益和损耗。计划是管理者指挥的依据，防止不确定性的重要手段，减少浪费提高效益的方法，是管理者进行控制的基础。

2. 决策

决策是指为了达到一定的目标，从 2 个以上的可行方案中选择 1 个合理方案的分析判断过程。决策的程序：①确定决策目标。决策目标是指在一定外部环境和内部环境条件下，在市场调查和研究的基础上所预测达到的结果。决策目标是根据所要解决的问题确定的，因此，必须把握住所要解决问题的要害。只有明确了决策目标，才能避免决策的失误。②拟订备选方案。决策目标确定以后，就应拟订达到目标的各种备选方案。拟订备选方案，第一步是分析和研究目标实现的外部因素和内部条件、积极因素和消极因素，以及决策事物未来的运动趋势和发展状况；第二步是在此基础上，将外部环境各不利因素和有利因素、内部业务活动的有利条件和不利条件等，同决策事物未来趋势和发展状况的各种估计进行排列组合，拟订出实现目标的方案；第三步是将这些方案同目标要求进行粗略的分析对比，权衡利弊，从中选择出若干个利多弊少的可行方案，供进一步评估和抉择。③评价备选方案。备选方案拟订以后，随之便是对备选方案进行评价，评价标准是看哪个方案最有利于达到决策目标。评价的方法通常有 3 种，即经验判断法、数学分析法和试验法。④选择方案。选择方案就是对各种备选方案进行总体权衡后，由决策者挑选一个最好的方案。

3. 目标管理

当组织的最高层管理者确定了组织的宗旨后，这个宗旨怎样才能变成组织的目标，整个组织的目标怎样才能变成各个部门以及各个人的分目标，解决这些问题的一种较新方法就是目标管理。它是由美国知名管理专家彼特·杜拉克提出的一种管理制度。所谓目标管理，是一种程序和过程，它是组织中的上级与下级一起商定组织的共同目标，并决定上下级的责任和分目标，且把这些目标作为经营、评估和奖励每个单位与个人贡献的标准。目标管理在指导思想上是以 Y 理论为基础的，即认为在目标明确的条件下，人们能够对自己负责。在具体方法上是泰勒科学管理的进一步发展。它强调重视人的因素，注重建立目标锁链与目标体系。

目标管理的实施步骤：①目标建立。目标的建立主要是指组织的目标制订、分解过程。由于组织目标体系是目标管理的依据，因而这一阶段是保证目标管理有效实施的前提和保证。从内容上看，首先明确组织的目的和宗旨，并结合组织内外环境决定一定期限内的工作具体目标。②目标分解。目标分解是把组织的总目标分解成各部门的分目标和个人目标，使组织所有员工都乐于接受组织的目标，以及明确自己在完成这一目标中应承担的责任。组织各级目标都是总目标的一部分，组织按组织管理的层次进行分解，形成目标连锁体系。③目标控制。组织任何个人或部门的目标完成出现问题都将影响组织目标的实现，对实现目标过程的管理十分重要。组织管理者必须进行目标控制，随时了解目标实施情况，及时发现、协助解决问题。必要时，也可以根据环境的变化对目标进行一定的修正。④目标评定。目标管理注重结果，因此对各部门、个人的目标必须进行自我评定、群众评议、领导评审。通过评价，肯定成绩、发现问题、奖优罚劣，及时总结目标执行过程中的成绩与不足，完善下一个目标管理过程。

（二）组织与人员配备

1. 组织

组织是为了达到某些特定目标，经由分工与合作及不同层次的权力和责任制度而构成的人的集合。组织既是一些职位和一些个人之间的关系网络式结构，又是一种创造结构、维持结构，并使结构发挥作用的过程。任何组织都是在一定的环境下生存和发展的，环境给组织提供资源，吸收组织的产出，同时又给予组织许多约束。组织环境包括许多要素，其中最主要的是人力、物质、资金、气候、市场、文化、政府政策和法律。在管理学中，组织的含义可以从静态与动态 2 个方面来理解；从静态方面看，指组织结构，即反映人、职位、任务以及它们之间的特定关系的网络。这一网络可以把分工的范围、程度、相互之间的协调配合关系、各自的任务和职责等用部门和层次的方式确定下来，成为组织的框架体系；从动态方面看，指维持与变革组织结构，以完成组织目标的过程。通过组织机构的建立与变革，将生产经营活动的各个要素、各个环节，从时间上、空间上科学地组织起来，使每个成员都能接受领导、协调行动，从而产生新的、大于个人和小集体功能简单加总的整体职能。

2. 人员配备

人员配备是组织根据目标和任务需要正确选择、合理使用、科学考评和培训人员，以合适的人员去完成组织结构中规定的各项任务，从而保证整个组织目标和各项任务完成的职能活动。

人员配备的程序：①制订用人计划，使用人计划的数量、层次和结构符合组织的目标任务和组织机构设置的要求；②确定人员的来源，即确定是从外部招聘还是从内部重新调配人员；③对应聘人员根据岗位标准要求进行考查，确定备选人员；④确定入选，必要时进行上岗前培训，以确保能适用于组织需要；⑤将所定入选配置到合适的岗位上；⑥对员工的业绩进行考评，并据此决定员工的续聘、调动、升迁、降职或辞退。

（三）控制与协调

1. 控制

控制是指组织在动态变化的环境中，为确保实现既定的目标而进行的检查、监督、纠偏等管理活动。控制就是检查工作是否按既定的计划、标准和方法进行，若有偏差要分析原因，发出指示，并做出改进，以确保组织目标的实现。控制是一次管理循环过程的终点，同时又是新一轮管理循环活动的起点。正式控制模型是根据预定的目标或标准找出偏差并给予更正的过程，需要 6 个相互联系的步骤，包括限定子系统的范围、识别所要测量的特性、订立标准、收集数据、衡量绩效、诊断与更正。

控制的手段：管理活动采用的内部组织控制手段包括人员配备、对实施情况进行评价、正式组织结构控制、政策与规则、财务控制及自适应办法等。这些控制手段紧密相关，许多情况下可能要同时采用几种控制手段。综合使用几种控制手段往往比依靠 1 种控制手段更为有效。人员配备控制主要包括 2 方面的内容：一是对职工进行选择，二是对职工进行训练。

2. 协调

协调就是使组织的一切工作都能和谐地配合，并有利于组织取得成功。协调就是正确处理组织内外各种关系，为组织正常运转创造良好的条件和环境，促进组织目标的实现。

（1）组织内部协调：一是各生产要素的协调。组织要顺利运转，必须根据组织总目标的要求，对组织各要素进行统筹安排和合理配置，并使运行各环节相互衔接、相互配合。完善、科学的规章制度是协调工作能够顺利进行的基本保证。

（2）组织与外部环境的协调：一是协调组织与用户的关系。其目的是促进组织与用户的有效沟通，在组织与用户之间建立起相互了解、相互信任、相互依存的关系，并使组织及时、准确掌握用户需求变化趋势，为用户提供有价值的产品或服务，在用户心目中建立起良好的形象。二是协调组织与政府的关系。政府控制着工商、税务、法律等监督、管理手段，同时还可以通过宏观经济政策对组织施加引导。三是协调组织与新闻界的关系。新闻界指报纸、电视台、电台等大众传播媒介机构。

（3）冲突协调：从管理学角度看，冲突可以理解为，2 个或 2 个以上的行为主体在特定问题上目标不一致、看法不相同或意见分歧而产生的相互矛盾、排斥、对抗的一种态势。现代冲突理论认为：冲突具有正面和反面、建设性和破坏性 2 种性质；没有冲突的组织将表现得呆滞、对环境变化适应慢和缺乏创新精神，因而绩效也不是最好的；而存在一些冲突，可以促进组织变革，使组织充满活力，因而绩效水平可以大大提高。基于这种认识，管理者的任务不再是防止和消除冲突，而是管理好冲突，减少不利影响，充分发挥其积极的一面。

3.沟通

所谓沟通，是指人与人之间传达思想或交换信息的过程。沟通广泛存在于组织的管理活动中，按功能和目的可分为工具式沟通和满足需要的沟通。首先，信息沟通需要传递，如果信息没有被传递到接受者那里，信息沟通就等于没有发生；其次，信息沟通要成功，不仅需要信息被传递，还要被理解。成功的信息沟通应包括传递和理解 2 层含义，即经过传递之后接受者所感知到的信息与发送者所发出的信息完全一致；最后，信息沟通主要是人与人之间的信息沟通。

促进有效沟通的措施：①选择合适的沟通方式。根据沟通内容的特点不同，选择不同的沟通方式。如果所要沟通的内容是上级的命令、决策等重要事宜，或是依照规章制度行事，则适宜选择正式沟通和书面沟通；若沟通内容属于规章制度以外的问题，或属于组织成员的琐碎小事，则选择非正式沟通或口头沟通，沟通效果可能更好。②要善于运用反馈。在沟通中，由于知识、技能、经验、情绪等方面的原因，经常出现误解或解释不准确的情况。如果双方在沟通中，能利用好反馈这一环，就可以减少误解或解释不准确的情况的发生。③学会积极倾听。在口头沟通，尤其是面对面的沟通中，积极倾听对沟通效果非常重要。倾听就是主动对信息进行搜索，而单纯的听就是被动的听。倾听之所以重要，是由于在倾听时，双方都在思考，促进了信息的理解和接受。

第二节 卫生管理常用研究方法

一、模型与工具

选择模型后，我们尚需采用多种工具完成任务。这里的工具是指有助于从事某项职业或专业的东西。工具可用于操作，如仪器。普通的规划工具包括调查、计算风险比、档案研究、流程图、组群管理工具等。数以百计的工具范围很广，从用于组群管理的一般方法，到用于建模和统计分析的高度复杂的计算机软件。规划工作从技术上讲，强调学习如何选择和使用合适的工具以处理手头的任务。许多学科的教科书都曾教授大家理解和使用不同的工具。几个网站也包括相关"工具盒"，可用于改革某个组织或社区的规划工作。

（一）选择一个模型

正如刚才所说，规划活动早期阶段最重要的活动是选择模型。没有简单的公式或者决策树可以用来选择特定情况下的最好模型。规划过程早期最好花时间了解不同的规划模型。如果活动范围是特定健康问题，从教科书开始可能比较有效率。此外，通过医学索引 Medline 检索期刊发表文献或网上发表刊物可能会有很多收获。在某些情况下，政府机构提供技术援助，并出版规划手册帮助正在做规划的当地机构。比如，对于生物恐怖主义或应急工作，通过网络搜索就会发现相关的规划指南或者手册。电话联系资助机构或聘请有很多经验的顾问，可能会帮助我们做出适当的选择。

没有一个在所有情况下都适用的模型，也没有证据基础资料证实可以说明哪一个模型更好。有人对多个比较常见的健康改善规划模型进行了总结。通过比较这些模型的不同阶段的不同步骤，发现可选择的范围很广，从简单的模型到能够处理个人、组织和社区各类事务的指南。尽管不是面面俱到，本文分类和描述了大量当前广泛使用的规划模型。由于没有规划模型的系统综述、Meta 分析的网站或 Meta 分析（据作者目前所了解到的），读者可以参考最近的规划和评估的文献，它介绍了几个常用的模型以及 11 个模型的比较。

（二）综合健康促进模型

综合健康促进模型适用于多种情况且十分有效。大部分的模型是基于不同情境中开发者或用户的经验开发的。然而，所有模型都将用于某个特定的环境。一些模型（和发表的报告）可能强调消费者或利益相关者的投入。其他模型可能是从"负责"机构的角度发展而来，强调专业角色和领导。教科书、网站和杂志个案研究推荐了一些工具和技术，帮助完成规划和改善工作每阶段的任务。例如完整的一系列工具、CD 上的计算机文件以及网站支持。所有模型都有助于在社区和机构层面创建相关的术语库，明确变革过程的流程。综合模型通常会含蓄或明确地假设规划工作具有强大且资金充足的赞助者，通常这个赞助者来自某个机构或组织。这些模型同时假设由专业的规划者管理相关过程。

计划 – 执行模型（PRECEDE–PROCEED）也许是受到最广泛认可的模型。格林和他的同事们历时多年开发和测试的这个模型得到了广泛的使用和认可，健康教育和公共卫生教科书经常引用该模型。计划期（PRECEDE）包括 5 个阶段：社会学评估、流行病学评估、行为和环境评估、教育和生态评估以及管理评估。执行期（PROCEED）包括执行、过程、影响和结果评估。

社区卫生多层次工作法（MATCH）是美国疾病预防控制中心（CDC）开发的干预工作手册，包括 5 个部分，各阶段又分为很多步骤。这个模型的优势是对干预工作的清晰理解，强调干预工作可分为个体、组织、政府与社区等多个层次。

通过规划和伙伴关系行动动员（MAPP）是由国家县市级卫生官员协会（NACCHO）、CDC 和卫生资源和服务管理局（HRSA）联合开发的。针对复杂问题计划和实施高效且具备可持续性的解决方案时，MAPP 模型强调公共卫生机构在这一过程中构建社区参与的作用。MAPP 的 9 个步骤包括组织行动、制订行动目标和建立问责制、制订行动计划、总结行动计划以发现协作机会、执行和监督行动计划、准备评估工作、开展评估、收集可信的证据和评估结论、以及最后的总结经验教训并庆祝成功。这个模型由 NACCHO 编写的公共卫生卓越评估方案（APEXPH）发展而来。由于其主张与当地医院和社区组织协作，原始的 APEX 模型对于地方卫生部门的规划能力建设颇有帮助。APEX 涉及的其他步骤还包括社区参与以及完成执行和评估周期。MAPP 模型中包含了许多 APEX 的模型和方法。环境卫生的社区绩效评估方案（PACE*EH）是一个侧重于环境卫生规划的模型，它也是由 NACCHO 开发的。

社区工具箱是由堪萨斯大学健康促进和社区发展工作组开发的可扩展网站。

从 1995 年起，该工具箱作为健康社区项目的资源在网站上出现。与 MATCH 和 PRECEDE–PROCEED 模型类似，该工具箱也包括社区卫生规划和发展的模型，但它更强调推进社区卫生改善周期过程中的组织和领导能力。其包含的相关资源按照社区健康促进和发展的任务分类。在线的教科书和工具中包括领导力、策略规划、社区评估、项目申请书撰写和评估等核心内容。网站上还介绍了与以上其他综合模型相似的社区卫生规划和改善框架，相关工具包括分步详解指南、案例、工作清单和培训材料。"最好的实践"版块可以链接到其他收集最佳实践和循证实践信息的在线知识库，这些信息通常针对社区卫生的一般性问题和重点问题，例如艾滋病、慢性病以及物质滥用等。

二、政策研究情景分析

情景分析法即幕景分析法，是一种能识别关键因素及其影响的方法。它是 1972 年由美国学者 Pierr Wark 提出的。该方法重在循证，将量化和非量化的资料结合起来，按照事件内在关系进行全方位分层次的描述性分析，寻找问题症结，为进一步研究提供科学依据。

（一）政策研究情景分析法的概念及特点

政策研究情景分析法是世界卫生组织西太区进行的政策研究课题，目的是研究和探讨卫生事业发展状况和政策取向与当地社会、经济、自然环境、人口特征、观念行为等相互之间的关系和影响程度，以及时发现和解决问题，从而促进当地卫生事业的健康有序发展。政策研究情景分析法主要是运用系统的观点看待和分析问题。它根据社会发展态势的多样性，通过对系统内外相关问题的分析，设计出政策预期可能出现的多种情景，然后用类似撰写电影剧本的手法，对系统发展态势包括政策实施的效果、产生的影响包括正面的以及负面的等做出自始至终的情景和画面的描述。

政策研究情景分析法吸收了定性方法和定量方法的各自优点，成功地将定性研究与定量研究灵活地结合运用。其特点主要包括以下几条：

（1）政策研究情景分析法使用范围广，考虑问题周全、灵活。

（2）政策研究情景分析法针对不同的情景采用与之相适应的不同方法，灵活地将定性研究与定量研究方法相结合，先以前者分析出各种可能，再用后者提供尺度，为管理者提供更好的决策依据，并可以及时发现未来可能会出现的问题，以便进行事前控制。

（3）政策情景分析的结果大致分 2 类：一类是对未来政策实施过程中某种状态的描述，另一类是描述政策制订以及管理决策发展过程，包括未来若干年政策可能出现的一系列变化。它可以向决策者提供未来某种机会带来最好的、最可能发生的和最坏的前景，还可能详细给出 3 种不同情况下可能发生的事件和风险。

（4）政策情景分析法充分利用原有数据，主要是研究和分析已有的历年的统计数据和总结资料，较为省时、省钱、省人力，而且在资料选择时注意点和面的结合，保证结论的准确性和说服性。

（二）政策研究情景分析法的操作步骤

在进行政策研究情景分析之前，首先需要确定分析和研究的主题，以便根据主题寻找资料；其次要充分考虑这个领域内该主题将来的发展状况和发展趋势，运用系统的观点和思想寻找影响主题的环境因素，尽可能周全地分析不同因素的影响程度；最后将上一步分析所得到的因素分成几个领域，分析在不同影响领域下主题实现的可能性，同时分析是否有突发事件和有何影响，以对可能出现的主题状况进行分析。情景分析法从 70 年代中期以来在国外得到了广泛应用，并产生了一些具体的方法，如目标展开法、空隙填补法、未来分析法等，一些大型跨国公司在对一些大项目进行风险预测和识别时都陆续采用了情景分析法。因其操作过程比较复杂，目前此法在我国的具体应用比情景分析法少，而对于每一种方法具体的操作步骤可能会有细微的差别。

（1）政策未来情景分析法：通常将未来界定为以下 3 种情形：无突变情景、悲观情景、乐观情景。首先应该假设目前状况将持续发展，再以这样的发展预测将来会怎样，就得到了无突变情景；找出对未来情景有影响的各种环境因素，使其进行不同程度的变化，从而得到有利环境和不利环境，最终分析在有利环境和不利环境下分别得到什么样的乐观情景和悲观情景。

（2）政策目标展开分析法：该分析法立足未来分析现在，先确定目标，再分析如何达到目标。分析过程中，可根据总目标设计出各自子目标，再分析实现这些目标需要满足的环境和条件，寻找最佳路径。

（3）政策间隙分析法：立足现在和未来，寻找中间途径。它根据现在政策发展和执行的状况，分析按如此发展将来会怎样，再根据两者状况决定中间的路怎么走。与目标展开法有类似之处，但更强调阶段性。

（三）政策研究情景分析法的适用条件与范围

政策研究情景分析法适用于以下情形：一是用于提醒决策者注意某种措施或政策可能带来的风险或产生的危机；二是用于建议政策执行中需要进行监视的风险范围；三是适用于当需要研究某些关键性因素对未来可能会产生的影响；四是用于提醒政府和社会密切关注某种技术的发展可能会给人们带来的风险。

但是，在应用情景分析法时也有一定的局限性，特别是在运用该法进行政策研究中要注意避免"隧道眼光"现象。因为所有情景分析都是围绕现况和现有的信息进行考虑，可能与实际情况存在一定的偏差，就像从隧道中看洞外的世界一样有局限性。所以，为避免此现象带来弊端，最好能将情景分析法与其他分析方法一同使用。

（四）政策研究情景分析法的应用及意义

随着经济和文化的发展，世界各国各地区的人口结构、主要健康问题、疾病流行学模式和危险因素等均产生了巨大变化，这使得卫生服务需要、需求的数量和内涵也随之发生本质性的变化。这些变化不仅对经济和社会发展产生深刻的影响，同时也对国家卫生政策和卫生服务体制改革带来了发展机遇，提出了严峻挑战。对卫生政策进行分析和研究，制订符合时代要求的卫生政策是迫在眉睫的大事。

政策研究情景分析法在卫生事业管理中的应用，是把卫生改革和政策研究放在整个社会经济改革全局中考虑，帮助卫生行政部门提高对原有数据的利用，以提高卫生政策研究水平和循证决策能力，及时发现卫生改革中出现的新问题，以便及时解决，尽最大努力使卫生改革更符合人民的需求，促进卫生事业的可持续发展。

三、现场调查

(一) 现场调查的原则

现场调查是研究和证实人群中卫生相关事件的影响因素，促进和提高人群健康效益的重要研究方法之一，应体现以下基本原则：

1. 科学性原则

现场调查应以科学理论和客观事实为依据，采用科学的方法，进行调查方案和问卷设计，数据收集和整理分析，以获取可靠的、有效的、准确的和有代表性的信息资料。科学性原则保证了现场调查工作方法的先进性和合理性。

2. 实事求是原则

调查人员自始至终应保持客观中立的态度去寻求反映事物真实状态的准确信息，不带任何个人主观意愿或偏见，也不受任何委托人或管理部门的影响或压力去从事调查活动，从而保证调查结果能如实反映客观实际。实事求是原则是调查研究的立足点和出发点。

3. 群体性原则

现场调查必须立足于广大调查对象，坚持相信和依赖群众。调查人员既要处理好与调查对象的关系，取得他们的信任与协助，又要保持严肃认真，学会深入群众。群体性原则是现场调查获得大量真实的第一手资料的有力保证。

4. 需要性原则

开展现场调查前应考虑健康事件或卫生问题的紧急程度，对于国家或当地急需解决的事件或问题应尽快开展。需要性原则决定了开展不同现场调查的先后顺序。

5. 可行性原则

现场调查开展之前要充分评估调查现场的基础设施、人力和物力投入是否允许开展这样一项研究，并考虑现场职能机构和人群的支持度，对于可行性不佳的调查,应谨慎开展。可行性原则是现场调查能否顺利开展的决定因素。

6. 效益性原则

现场调查是一项特殊的实践活动,应讲求实效性,优化过程,在调查前做好充分的准备工作,制订好人、财、物的使用计划和控制措施,以减少浪费。效益性原则能使现场调查达到投入与产出的最佳能效比。

7. 现场调查与实验室检测相结合原则

现代医学对疾病病因和干预控制措施的认知和评价越来越深入,单纯使用现场调查或实验室检测无法有效验证疾病的病因或干预控制措施的效果。现场调查与实验室检测相结合原则是发现更为深刻和具有指导意义的研究结果的重要条件。

8. 控制优先原则

对于突发性事件,在原因未明时,首先要采取措施控制事件态势的进一步发展。因此,在开展现场调查明确病因前就应采取一定的控制措施,而后边调查边分析,逐步修正控制策略和措施。控制优先原则有利于将突发性事件对人群的伤害降至最低。

(二)现场调查的基本步骤

1. 提出问题和明确调查目标、指标

提出问题就是明确期望通过调查研究工作计划解决什么问题,需要什么样的资料,这些资料各有什么用途等。明确调查的问题后,要确定研究的总体目标和具体目标,并通过具体的调查指标体现。在选题和确定研究目标的过程中,文献阅读和专家论证非常重要。调查指标尽量选择客观性强、灵敏度高、精确性好的指标,不要贪多求全,以免浪费人力、物力、财力和时间。

2. 确定调查对象和单位

调查对象和单位的确定应根据调查目的,确定相应的目标同质总体范围。组成总体的观察单位可以是一个人、一个病例、一个家庭、一个集体单位,也可以是"人次"。调查对象和单位的确定要有明确的纳入标准和排除标准。对于抽样调查,调查对象和单位的确定还要考虑样本量的问题,进行相应的样本含量估算，其原则是在保证调查结果具有一定可靠性的前提下，确定最少的样本例数。

3.确定调查方案

调查方案需根据调查目的、调查对象范围和调查条件等综合考虑来确定。若调查目的是了解目标总体的特征，则可采用横断面调查方法；若调查目的在于研究事物之间的相互关系和检验病因假说，则可采用病例对照研究或队列研究；若调查涉及的目标总体不大，且人力、物力和时间允许，可以考虑采用普查；若调查涉及的目标总体非常大，人力、物力投入有限时，则考虑采用抽样调查。现场观察法和访谈法，特别是应用问卷的调查是常用的资料收集方式，可独立使用，也可联合使用。

4.确定调查项目和编制调查表

根据调查的具体目标确定调查类目，进而确定具体的调查项目，包括分析项目和备查项目。分析项目是为调查目的服务，直接用于调查资料的统计分析，或需考虑作为调整控制的可能混杂因素。备查项目是为保证分析项目的完整和正确，便于对其进行核查、补充和更正而设置，不直接用于分析。把调查项目按逻辑顺序列成表格形式供调查使用即为调查表，调查项目务必精简，必需的分析项目一个也不可少，备查项目则不宜过多。项目的定义应明确，提法宜通俗易懂，尽量做到不加说明或稍加说明也能统一标准。每个调查表只调查一个对象时用单一表或卡片，项目可较多；每个调查表调查多个对象时可用一览表，适用于项目较少的情形。

5.调查计划的制订和实施

现场调查实施前应制订详细的工作计划，包括组织协调人员和职责，宣传资料准备，宣传动员工作的安排、时间进度安排、调查员培训，以及人力、物力投入和经费预算等。调查问卷必须通过预调查并完成修订后才能印制，问卷调查的核查制度等都应有详细规定。在正式调查前应先做小范围的预调查，检验调查设计的合理性，并及时修改计划。在现场调查实施过程中，应严格按照计划执行，并定期交流反馈、总结经验，发现问题及时改进；对于整个计划的组织实施要有详细的工作记录，对原始记录要及时检查，以便补充和修正，以保证资料的完整性和正确性。

6.数据资料的整理和分析

收集到的原始资料必须经过整理、分析，去伪存真以揭示出事物的本质和规律性。定量调查获得的资料，其核对和整理工作包括针对问卷的及时检查与校核，以及对录入数据库的检查与校核，此部分整理核对工作类似于常规数据的整理核对工作。定性调查获得的资料往往是文字记录、录音和影像资料等。目前，往往要求定性研究要留下录音或影像资料，会后反复收听录音或观看影像资料，将听到的、看到的最大限度地以文字呈现，所以记录的不仅仅是语言，而且要记录某些有特殊意义的情景，如神情变化和语言停顿等。资料分析也依定性资料和定量资料分类，采用相应的分析策略和方法，分析时应说明指标内涵与计算方法、控制混杂因素的方法等。

7.调查报告撰写、递交与信息传播

待所有的调查研究和分析工作结束后需撰写调查分析报告，递交给相应职能部门，并考虑是否有相应的政策修订建议。对科学研究或实践有推广和借鉴意义的，可以考虑撰写科研论文，争取在高影响因子的期刊杂志上发表，或是以墙报、会议报告的形式向同行呈现。

（三）现场调查的方案及设计要点

描述性流行病学研究和分析性流行病学研究是现场调查的常用设计方案，前者主要为现况研究，后者则主要包括病例对照研究和队列研究。不同的研究目的，决定不同的研究内容与研究方案。

1.现况研究

现况研究又称横断面研究，它通过对特定时间点或期间、特定范围人群中的特定变量与疾病或健康关系的描述，比较分析患病与非患病组的暴露情况或暴露与非暴露组的患病情况，为进一步研究提供线索。现况研究的设计要点如下。

（1）调查对象：确定合适的研究对象是顺利开展现况研究的关键环节，应根据研究目的对调查对象的人群分布特征、地域范围以及时间点做出明确规定，并结合实际情况，明确在目标人群开展调查的可行性。不同的调查方法在调查对象的选择上各有不同，普查可以将对象规定为某个区域内的全体居民，抽样调查的调查对象则为总体的一个代表性样本。

（2）样本含量：现况研究常采用抽样调查或普查与抽样调查相结合的方法开展现场调查。抽样调查样本含量的决定因素包括预期患病率（p），容许误差（d）和显著性水平（α），其计算公式为：

$$n = \frac{Z_\alpha \times pq}{d^2}$$

上式中 n 为样本量，p 为目标事件的预期现患流行率，$q = 1 - p$。Z_α 为标准正态分布的单 / 双侧临界值。

（3）资料收集方法：现况研究中，现场调查的资料收集方法一旦确定便不能更改，以避免研究资料不同质。一般包括 2 种方法：一是测定或检查法，如检测心率、血压是否正常，测定抗体 HAV–IgM、HBsAg 等是否为阳性，肺功能是否正常等；二是调查表询问法，如吸烟、饮酒等情况的调查，饮食习惯、运动习惯的调查等。

（4）资料整理分析：现况研究现场调查的原始资料需进行仔细检查，确保资料的完整性和准确性，并按明确规定的分类标准进行归类。根据每个个体暴露特征与疾病资料，可将人群分为暴露组和非暴露组或按暴露的不同水平分组，比较分析各组间疾病频率分布；也可将人群分为患病组和非患病组，比较分析各组间暴露率的分布。

2. 病例对照研究

病例对照研究是以确诊患有某病的人作为病例，以未患该病的具有可比性的个体作为对照，通过收集其既往研究因素的暴露情况，推测疾病与暴露间有无关联及关联强度的观察性研究。

（1）调查对象：病例可以是某人群中某病的全部病例或其随机样本，也可以是 1 个或多个医院的某病病例，宜选择诊断明确的新发病例；对照可以是某人群中未患该病的全部个体或其随机样本，也可以是病例所在医院的其他非该病患者，且应为病例来源人群的无偏样本。

（2）样本含量：影响病例对照研究样本含量的因素包括对照组暴露率（p_0）、病例组暴露率（p_1）、显著性水平（α）和检验把握度（$1-\beta$）。Z_α、Z_β 成组设计的病例对照研究若病例数与对照数相等，则其样本含量的计算公式为：

$$n = 2\,\bar{p}\,\bar{q}\,(Z_\alpha + Z_\beta)^2 / (p_1 - p_0)^2$$

式中 n 为样本量，p_1 和 p_0 为对照组和病例组的预期暴露率，$\bar{p}$ 为 p_1 和 p_0 的平均值，$q=1-p$，Z_α、Z_β 为标准正态分布的单 / 双临界值，可查表求得。

不同的匹配方式样本量计算方法不同。除利用公式外，还可查表。

（3）资料收集：方法病例对照研究中，现场调查的资料收集主要依靠询问和填写问卷的方式，有时需辅以查阅档案、采样化验、实地查看或咨询有关人员、机构等。无论采取何种收集方法，都应有质量控制，保证资料的准确性。

（4）资料整理：分析病例对照研究资料的整理一般采用表 1–1 的模式。在进行分析时，既要做好一般特征描述、均衡性检验等描述性分析，也要根据分层情况等的不同选择相应的统计方法，做好相关统计推断指标的计算，如比值比（OR）。

$$\mathrm{OR} = \frac{a/c}{b/d} = \frac{ad}{bc}$$

表 1–1　病例对照研究资料整理表

暴露	病例组	对照组	
有	a	b	$a+b=n_1$
无	c	d	$c+d=n_0$
合计	$a+c=m_1$	$b+d=m_0$	$a+b+c+d=t$

3. 队列研究

队列研究是将某一特定人群按是否暴露于可疑因素或按暴露水平的不同分

为若干亚组，随访观察一段时间后比较组间结局频率的差异，检验暴露因素与结局间因果关系的有无及关联强度的大小的观察性研究方法。

（1）调查对象：暴露人群可以是某个职业人群，可以是暴露于某些罕见特殊因素的人群，也可以是某行政区域或地理区域范围内暴露于欲研究因素的人群，一般宜选择可以提供可靠暴露史且便于随访观察的人群。对照人群可以是同一研究人群中未暴露于所研究因素的对象，可以是研究人群之外的某个人群，也可以是某区域范围内的全部人群，有时可同时用上述 2 种或 2 种以上的形式选择多组人群作对照。对照人群与暴露人群应具有可比性。

（2）样本含量：影响队列研究样本含量的因素包括暴露人群发病率（p_1），对照人群发病率（p_0）、显著性水平（α）和检验把握度（$1-\beta$）。其计算公式为：

$$n = \frac{(Z_\alpha\sqrt{2\,\overline{p}\,\overline{q}} + Z_\beta\sqrt{p_0 q_0 + p_1 q_1}\,)^2}{(p_1 - p_0)^2}$$

式中 n 为样本量，p_0 和 p_1 为暴露组和非暴露组的预期结局事件发生率，$\overline{p}$ 为 p_0 和 p_1 的平均值，$q=1_P-p$，Z_α、Z_β 为标准正态分布的单 / 双临界值，可查表求得。

若暴露人群发病率无法获得，可设法取得相对危险度的值进行换算，即 $p_0 = RR \times p_1$。

（3）资料收集方法：队列研究的调查资料包括基线资料和随访资料。前者在选定研究对象之后进行收集，包括暴露的资料和个体的其他信息，如年龄、性别、职业、文化程度、生活习惯及疾病和健康状况等，一般通过查阅档案记录、体格检查、实验室检测和环境调查等方式收集。后者根据随访方法的不同采用不同的收集方法，每次随访均需收集一次资料。若观察时间较短，可在观察终止时一次收集完成。

（4）资料整理分析队列研究资料的整理一般采用表 1–2 的模式。对结局事件发生率的计算常涉及累积发病率、发病密度、标化死亡比等指标。在主要效应测量指标上，常见的有相对危险度、归因危险度、归因危险度百分比、人群归因危险度等，其中相对危险度（*RR*）是最基本的效应指标，其计算公式为：

$$RR = \frac{a/n_1}{c/n_0} = \frac{an_0}{cn_1}$$

表 1-2　队列研究资料整理表

暴露	病例组	对照组	合计	发病率
有	a	b	$a+b=n_1$	a/n_1
无	c	d	$c+d=n_0$	c/n_0
合计	$a+c=m_1$	$b+d=m_0$	$a+b+c+d=t$	

四、关键路径 / 临床路径

关键路径法是 1956 年美国杜邦公司提出的，广泛应用到社会各个领域，在卫生领域特别是医院日常运作中，关键路径法 / 临床路径法的运用逐渐形成一种新的方法。为了加强病例管理，提高疾病的诊治疗效，降低医疗成本，使医院能更加有效地利用有限的卫生资源，以达到最终改善医疗质量、提高医疗效率、增进医疗效益的目的，医院和卫生行政部门的医学及管理学人员针对质量保证及质量促进等卫生医疗服务问题，经过近 10 年的研究，于 20 世纪 90 年代推出了质量效益型医疗管理模式——临床路径。

在关键路径 / 临床路径的发展历程中，有着不同的定义和名称，包括临床路径、关键路径、整合照顾、临床协议、康复途径等，在我国最常用的名称是"临床路径"。

（一）关键路径 / 临床路径法概述

关键路径法（CPM）是运筹学（系统工程）中经常见到的一种方法，针对任务或者项目计算分析实现和完成它的最短的工期和成本，以发现完成任务或者项目的最佳路线。关键路径法 / 临床路径法是医院为保证患者及其家属的最终利益，即用最合理的价钱获得最有效的治疗和护理的一种科学的服务与管理方法。

关键路径法/临床路径法是指对服务对象的健康负责的所有人员，包括临床专家、护理专家、药学专家、心理学专家、临床检验人员以及卫生行政管理人员等联合，为某一特定的诊断、治疗（处置）而制订的一套最佳的、标准的服务与管理模式。通过建立和实施临床路径，可以规范临床诊疗行为，真正实现"以患者为中心"和"以人为本"的新型医疗原则，提高医院的整体服务水平，并在有限的卫生资源的条件下，有效降低医疗总成本，增强医院的竞争和生存能力。

（二）关键路径法/临床路径法在卫生事业管理中的应用

关键路径法/临床路径法自1996年引入我国以来，目前尚处于研究与应用的起步阶段。其主要用于医疗管理、护理管理、药学管理等。

（1）医疗管理与关键路径法/临床路径法：国内很多医院将一些常见病、多发病，如胆囊切除术、肺炎、充血性心力衰竭和阴道分娩以及诸如膝关节镜术、人工关节置换术等疾病进入临床路径，患者的住院天数明显缩短，医疗费用显著下降，医院的服务质量以及患者和家属的满意度有了较大幅度的提高。

（2）护理管理与关键路径法/临床路径法：目前，在我国一些开展临床路径的医院内，他们灵活有效地将临床路径与亲情护理紧密结合，在一些手术患者中，广泛适时开展临床护理路径和健康教育，取得了良好的效果，明显缩短了住院日和术前等待时间，使患者的满意度显著提高。有专家认为，护士在临床路径的整个过程中都发挥着重要的作用；临床路径的实施将使整体护理向更深更高层次发展，并且临床路径是一种符合国情、顺应民心的护理服务模式，也是培养护理专家的重要途径。

（3）药学、经营管理与关键路径法/临床路径法：通过对临床药师在临床路径各个过程中的作用，临床领域的专家认为药师应走进临床，更好地服务患者。在临床路径的应用中，药剂师要加强对药物知识、医学知识、经济学知识和心理学知识的掌握，加强责任意识和知识更新意识，促进合理用药。以临床路径测算病种成本具有良好的发展前景。

五、文献分析

文献分析是通过查阅有关的文献资料或记录了解情况的一种方法，它可以在较短的时间内尽快了解研究相关的各种情况，是一种快速评审的常用技术；文献分析受到可读文献及这些资料可靠性的严重制约，因此多用来粗略地了解项目有关的大体情况。在卫生事业管理的课题研究中，文献分析的范围不仅仅是期刊杂志的阅读，更多的是包括相关的政策文件，各级政府正式文件，研究工作计划和执行总结，研究主要活动记录，专项调查及常规信息资料，等等。

（一）文献的类型

在卫生管理领域，文献包括要研究现象的任何形式，所以它不仅包括期刊杂志、文件报表等文字性资料，也包括声音、光盘、磁带等非文字性资料。根据文献的具体形式和来源的不同，文献可以分为第一手文献、第二手文献2类。前一种是由亲身经历某一件事或行为的人所写的资料，如卫生行政部门的报告、计划以及卫生事业单位的日常行为报表等；后一种是一些利用别人的原始文献进行编写或产生的新的文献资料，如利用调查所得统计资料分析撰写的研究报告等。

（二）文献分析法的特点

从研究逻辑和基本原理来看，文献分析法与其他研究方法并无大的差别，只是由于研究所用的资料来源不同，从而导致它在具体操作上有所不同。总体来说，文献分析法具有以下特点：

（1）文献分析法没有时空的限制，它可以研究那些无法接触的研究对象。

（2）文献分析法只是收集和分析那些已存在的资料和信息，无须直接与人打交道，因此也就不会发生因研究者的出现而使研究对象的行动受到限制或者影响。

（3）文献分析法所需的资料均无须大量的人力财力的消耗，具备费用低、省时省钱的特点。通过文献分析法，可使得研究成功的概率相对较大。

（4）文献分析法也存在一些缺点需进一步完善和发展：在文献收集的过程

中，常常会遭遇到这样一种情况，那就是一些重要的必需文献是非公开的、不易获得的，并且所收集到的文献特别是第一手资料，这些均难以保证其质量和真实性。另外，所收集到的文献资料大都缺乏标准化的形式，难以编码和分析等。

（三）文献分析的主要方法

（1）内容分析法：是通过诸如书籍、期刊、信件等各种文字以及声音、图像等内容，进行客观的、系统的、定量的描述和分析，研究和了解人们的行为模式、价值观念、态度和特征等，进而了解和说明事物的结构和情景的变化。

（2）二次分析法：文献的一个重要来源是以前由其他研究者、卫生行政部门为其自身的目的所收集或分析过的资料。二次分析就是对其他研究者和机构所收集的资料进行再次整理和分析。根据研究目的的不同，二次分析法可分为2种类型，一是将同一资料用于不同问题的分析与研究；另一类是用不同的或相同的方法对他人的研究过程或者结论进行验证。

六、整体研究方法

在公共卫生的整体研究方法中，社区是大众健康的经营者，因此必须关注整个社区的需求、优先和资金，考虑更广层面上的健康状况（例如糖尿病和动脉粥样硬化等慢性疾病、病毒和细菌感染、意外伤害）、风险因素（例如吸烟和缺乏运动）和保护因素（例如教育、运动方案）。还必须考虑社区中各个生命阶段的分布、文化差异、保健组织的分布，以及社区内可用于促进健康和预防疾病的资金分布。

整体方法可以有组织地在社区内开展项目来取长补短，或是有计划地开展活动来处理涉及多个方面的健康结果（例如，吸烟水平降低、糖尿病并发症减少、心血管健康改善），以提高公共卫生的效能。通过广泛的大众健康活动，使整个社会的主要利益相关者参与其中，为决策分析提供更丰富和更详细的信息。这些关系和信息降低了人们忽视公共卫生问题的可能性，使问题在早期得以发现，甚至有可能发现更直接的解决方法。

（一）社会生态学模型

社会生态学模型可用于解释对公共卫生的整体研究方法。这个模型描述了一些模式化的行为，譬如人们关注的健康危险行为（例如饮食，吸烟模式，饮酒），这些结果的决定因素涉及个人、人际关系、机构、社区和公共政策。这个模型明确了在各个层面协调公共卫生行为来影响健康行为的重要性。

社会生态学模型强调多层次的互动影响，这与采取广泛措施进行公共卫生规划相一致，不局限于任何一个机构或部门。事实上，该模型考虑到并且认为有需要为整个社区进行投入和采取措施。整体研究需要涉及问题的所有利益相关者的参与，这样更容易被目标人群所接受，并能发现和避免意想不到的后果。整体研究考虑了在不同条件和危险因素下健康促进行为的联系，从而提高效率，带来更大的可持续性。

（二）基础结构

发挥对社区健康进行整体研究的优势，需要一个井然有序的基层结构（最好是有可预测和可持续的资金），能够作为各社区部门（如学校、工作场所和提供卫生保健的组织）互相联系的桥梁。这个基础结构可以作为一个着眼点来召集和规划公共卫生活动，为这些活动准备和发放资金，并与其他规划项目的工作人员和公众进行沟通。这些基础结构可以由正式和非正式的网络、受薪人员、志愿者、领导团队以及大的社区联盟组成。这个基础结构只有在它发展、实施和支持的计划和政策能够实现社区认为是重要的健康目标的前提下，才能发挥作用。这个基础结构提供的对公共卫生的投入，决定着这些活动能够带来多大的影响。因此，在描述如何实现公共卫生计划时，将所有的基础结构的组成也一并记录下来至关重要。

（三）促进健康

以美国联邦政府资助的一个项目为例。该项目采用了整体研究来"逐步走向更健康的美国"，项目的目标是在每个受资助的社区发展综合的慢性疾病预防和健康促进计划。在每个社区的"逐步走向更健康的美国"计划中，创建了由公共卫生、教育、商业、卫生保健提供系统、社区和社会服务等组成的一整套基础结构。这个基础结构提供了全面的战略规划和领导，为各个部门的相互沟通提供了联系，并将这个计划传递到社区领导者和居民中，同时也将这个计划与其他尤其是联邦政府资助的全国范围内的计划相整合。这个计划与其他部门的合作伙伴一起，发展、实施、协调计划与活动以加速进程的实现，朝向"健康人民"的既定目标前进，在糖尿病、哮喘、肥胖、营养、体力活动、烟草这6个重点领域改善健康行为和健康结果。

　　显然，要在上述重点领域取得进展，需要多个部门和社区合作伙伴的参与。例如，如果没有直接对卫生保健提供部门进行改进，将难以实现一些公共卫生目标，如提高糖尿病护理质量、减少因哮喘恶化引起的住院或增加适当的卫生保健服务的使用。同样，单靠卫生保健部门的力量，也不能很好解决一些复杂的健康危险行为，如吸烟、酗酒、高热能饮食与缺乏运动。因此，越来越多的人开始意识到学校、工作场所和社区对于健康促进活动的重要性。例如，一些诸如戒烟、营养计划以及有组织的消遣活动等可能需要学校、企业、慈善、信仰和社区部门的共同参与。此外，如果这些机构的工作是独立进行而不是通过合作方式，那么他们可能较难实现目标。在理想情况下，应该在各个部门间协调计划地开展。例如，一些基于学校的计划如果能够在更为广泛的社区努力（如学校开展禁烟计划的同时，在社区为学生、教师和工作人员也开展禁烟计划）下开展，更为有效。在"逐步走向更健康的美国"计划下，社区各部门对各种健康挑战作出的努力得到了灵活的整合，带来了更多的附加价值。

七、流行病学调查方法在卫生事业管理中的应用

　　卫生事业管理工作的调查研究方法，实际上是由各类流行病学的调查方法组成的。决策是科学管理的前提，也是一切科学管理成功的重要保证。科学的卫生事业管理决策要取决于管理者能否面对手中的资料进行准确可靠的判断，什么资料是精确可信的，什么资料是需要进一步核实改进的，什么资料还要进行去伪存真和加工，如果管理者不能有效把握这几点，那么做出的决策必将是盲目的，甚至是错误的，一定不是科学的决策。而要做到这几点，管理者不具

备熟练运用流行病学分析原理中偏差、误差和混杂因素分析等方法的能力，是很难做到的。因此，作为卫生事业管理工作者的重要手段和工具，流行病学调查方法在卫生事业管理工作中具有十分重要的作用，同时具有广泛的应用价值。

（一）在疾病控制系统中的应用

卫生防疫的主要工作是疾病控制，主要工具和手段是流行病学调查研究方法。疾病控制的主要内容是疾病控制策略，而疾病控制策略的首要问题是疾病的控制程度。要研究疾病的控制程度，首先要了解疾病的发病原因、危险因素、传播机制等。而这些研究离开了流行病学的观察法、实验法、理论流行病学等研究方法是做不到的。在卫生事业管理中，由于疾病的可控制程度不同，疾病的一、二、三级预防措施及其投资重点都各不相同，因此，必须应用流行病学调查方法做出科学的预测和正确的判断，才能避免投资浪费。历史上流行病学研究方法对疾病控制起过很重要作用，例如黑热病的流行病学规律的研究指导了该病预防控制的策略及措施。通过治疗患者虽易控制人源型黑热病，但治疗后还可有原虫长期在皮肤内带虫，影响传染源的彻底清除，因而最好的预防策略是治疗患者和扑灭白蛉相结合。应用流行病学对局部地区的疾病暴发或流行详细地描述其分布、流行因素，如传染源的判断，传播途径的分析，人群易感性的调查等一系列流行病学调查研究后，采取措施，往往可迅速控制暴发或流行。这类工作在疾病控制系统中是经常性的工作，对疾病控制工作起到了很大作用。再如对疾病的监测方面也起到很大作用。疾病监测是及时监测某一种或几种疾病的分布动态及影响因素的重要来源，世界卫生组织已先后建立起疟疾、鼠疫、霍乱、脊髓灰质炎、肿瘤等疾病的监测系统，并定期向全世界报告疫情。我国也在占人口1/10的地区建立了监测点，并对人口出生、死亡、伤残、部分遗传病、环境污染、流产及慢性病等开展了监测。监测也是检验医疗保健政策与措施的可靠方法。在疾病登记报告方面的作用：传染病报告、职业病报告、恶性肿瘤报告以及出生死亡报告等，可以在全国及地区范围了解部分疾病的发病、死亡动态，在利用这些资料时，要认真核实，及时纠正漏报等情况，以保证资料的完整性和准确性。所有这些都离不开流行病学调查研究方法，否则要开展这些工作寸步难行。流行病学调查研究方法在疾病控制系统还有很多更具体应用。

（二）在医院内的应用

病例的早期诊断往往对预后产生很大影响，临床上经常碰到患者因确诊太晚延误治疗而导致严重后果的现象。流行病学评价是临床诊断试验评价的重要组成部分，诊断试验灵敏度与特异度的相互取舍常常要根据流行病学调查研究的结果而定。比如，现患率不高的疾病，得多考虑提高特异度，以免假阳性过多；如果是严重而又有治疗方法的疾病，就得多考虑灵敏度。在疾病的治疗上，流行病学研究方法常可帮助医师对治疗做出评价，如设立对照组、研究药品的有效性和不良反应等。临床上有些疾病往往很难找到病因，因而延缓了治疗时间。这时如果通过流行病学调查，分析流行病学调查资料，往往可帮助临床医师找到病因。德国医师 Zenker 发现人是怎样感染上旋毛虫的就是 1 例，这样的例子还有很多。

（三）在卫生机构管理中的应用

在卫生事业管理中，组织工作必须不断加以调整，才能适应卫生事业的发展。然而，有关卫生机构的设置、布局、计划、组织、协调、控制、定向和评估都离不开流行病学方法。例如，卫生机构、卫生技术的发展规划的制订，就得依靠对社会医疗需求进行全面的流行病学调查。再如，卫生法规的制订也得以流行病学调查研究结果为基础。今后面临的机构改革，部门的职能划分很大程度上也得以流行病学调查研究资料为根据。

（四）在卫生服务抽样调查设计方面的应用

在抽样方法及样本规模方面的应用。群分层抽样是简便、有效、节省费用的抽样方法，依人群的性别、职业、文化程度、经济收入、就医方式和卫生条件等分别进行统计分析。例如全国农村卫生服务调查就依行政区域，以人均收入为分层标志；城市卫生服务调查则依地理区域、居住人口数，划为大、中、小城市进行分层随机抽样，最终的调查单位是户，尽可能使被抽取的户相对分散更具有代表性。样本规模取决于调查目的。在研究卫生服务利用情况时，样本量不必过大；如果是研究相关的社会经济等因素对卫生服务利用的影响，样本量应大些。样本多大为宜，要参考有关统计。一般来说，我国农村及城市卫生服务调查样本大小与总人口数之比为 1：3000 和 1：2000。

在调查方法上，大多数发展中国家的家庭询问健康调查均采用一次性横断面抽样调查。但是一些发达国家则采用连续抽样调查，得出的结果能反映全年的患病率及卫生服务的利用与需求，疾病动态趋势控制受季节性波动的影响。

在分析调查资料上，在分析调查资料前应经过整理和逻辑分析，去伪存真，保留住本质东西，再进行比较和统计分析处理。在流行病学上一般有 2 种不同的比较方法，即横向比较方法和纵向比较（不同时期的比较）方法。

（五）在卫生服务评价中的应用

利用流行病学调查方法对卫生服务进行评价在卫生事业管理工作中经常用到。例如，在医疗保险服务中，经常要调查疾病的发病率、病死率、传播途径、发病机制以评价疾病的风险程度，为选择适合的保费制提供依据。在评价卫生服务优劣的过程中，要经历正确选取、收集资料、统计计算、得出结论、指导工作等各方面，这中间要运用流行病学的群体原理、分析原理和各种计量分析方法。

流行病学调查方法在卫生事业管理中还有更广泛的应用，以上几点只是有些学者在工作实际中的几点体会，借以抛砖引玉。希望在卫生事业管理中，管理者们能更深层、更广泛地了解，利用流行病学调查方法，把卫生事业管理推向科学的高度。

第二章 卫生事业方针与制度

第一节 卫生工作方针

一、概述

我国的卫生工作方针是卫生事业管理的基本政策，是制订各项具体的卫生政策的依据和原则，是指导领域、部门工作的全局性政策。

二、新时期的卫生工作方针

1996 年，中共中央、国务院召开了全国卫生工作会议，会议讨论通过了《中共中央、国务院关于卫生改革与发展的决定》。《决定》中明确指出："新时期卫生工作的方针是：以农村为重点，预防为主，中西医并重，依靠科技与教育，动员全社会参与，为人民健康服务，为社会主义现代化服务。"

（一）以农村为重点

以农村为重点是由我国国情决定的。农村人口占我国人口的多数，农业、农村、农民问题关系到我国社会主义建设的全局，卫生工作以农村为重点对于全社会的稳定，对于推动社会主义新农村建设，具有十分重要的现实意义和深远的历史意义。

（二）预防为主

坚持预防为主的方针，是因为地方病、传染病和非传染病的流行都会严重地损害人民群众的健康，并且极大地消耗卫生资源。而预防保健费用低、效果好，是卫生工作能够实现投入少、社会效益高的关键。防治重大疾病，应当根据普遍性、严重性、可干预性和经济有效性等原则确定具体的病种，确定预防工作的重点。开展重大疾病的群防群治，应当纳入当地社会发展计划，所需要的费用需要政府予以保证。

（三）中西医并重

中华民族在长期同疾病的斗争中，创造了独具特色的中医药体系，中医中药的作用在我国广大劳动人民中深入人心。只有中西医并重，才能取长补短，相互学习，共同提高。

（四）依靠科技与教育

卫生事业是科技密集型事业，发展卫生事业必须依靠科技与教育。邓小平同志提出了"科学技术是第一生产力"的重要论断，党中央和国务院确立了"科教兴国"的战略，这对卫生事业的发展具有重要的意义。

（五）动员全社会参与

爱国卫生运动是全社会广泛参与的最好例证，是具有中国特色的一大创举，是动员群众和全社会参与卫生工作的好形式，在控制和消灭传染病中发挥了重大的作用。在农村开展的"初级卫生保健"工作和城市的"创建卫生城市工作"，都是动员全社会参与取得的成果，全社会参与对于普及卫生知识、教育人民群众养成良好的卫生习惯是十分重要的。

（六）为人民健康服务，为社会主义现代化建设服务

为人民健康服务，为社会主义现代化建设服务是卫生工作方针的核心，它是卫生工作的目的，体现了全心全意为人民的宗旨，反映了社会主义卫生事业的性质，也指明了我国卫生工作的方向。

三、卫生工作方针的演进与健康中国战略

在中国共产党第十九次全国代表大会上，习近平提出"实施健康中国战略"，"要完善国民健康政策，为人民群众提供全方位全周期健康服务"。这既体现了中国共产党始终不渝的奋斗目标，也是新时代全面建成小康社会的重要战略

部署之一。回首新中国成立以来的历史，卫生工作方针的演进与人民健康状况的改善都充分体现了这一战略的阶段性成果。

（一）"四大方针"：新中国第一次卫生革命

改变旧中国积贫积弱的社会面貌，为人民群众创造健康幸福的生活，是中国共产党带领人民革命的初心与使命。尽快确立卫生工作的指导方针，确保将紧缺的卫生资源最大限度地服务于百姓，改善人民群众的健康状况，在新中国筹建之时便作为一项重要任务被提上议事日程。

1949 年 9~10 月，军委卫生部主持召开了全国卫生行政会议，首次就新中国成立后卫生工作的方针和任务进行研讨，"初步确定全国卫生建设的总方针应是以预防为主，卫生工作的重点应放在保证生产建设和国防建设方面，要面向农村、工矿，依靠群众"。这次会议虽然没有形成完整的卫生工作方针的表述，但为一年后制订明确的卫生工作方针奠定了基础。

1950 年 8 月 7~19 日，第一届全国卫生会议召开，421 位来自各地区、各军卫生部的负责人和中西医药界知名专家出席，161 人列席。会议着重检讨了一年来"预防为主"方针的实施情况，在深入讨论和征求意见的前提下，确定了今后全国卫生工作的总方针是："面向工农兵""预防为主""团结中西医"。

1952 年 12 月，第二届全国卫生会议召开，与会代表进一步分析了卫生工作存在的问题和解决办法，从 1 年多来爱国卫生运动的成功做法和经验出发，认识到要做好卫生工作必须动员人民群众广泛参与。会议接受周恩来的建议，在卫生工作方针中增加了"卫生工作与群众运动相结合"的表述。至此，卫生工作"四大方针"形成，其精神内涵始终是新中国卫生工作的根本出发点和指导原则。

"四大方针"之所以被顺利提出并能持久发挥作用，不仅是因为其符合新中国卫生工作的实际，而且来源于革命战争年代卫生工作的实践，是人民军队和根据地、解放区卫生工作的经验总结，其中还包含着对中国传统医疗保健思想的继承与发展。

"面向工农兵"明确回答了新中国卫生工作为什么人服务的问题。为工农兵服务，表明新中国的卫生事业是为广大人民群众服务的，凸显了新中国人民当家作主的政权性质，指明了新中国卫生工作的方向。"预防为主""团结中西医""卫生运动与群众运动相结合"，解答了卫生工作如何为人民服务的问题，是落实"面向工农兵"的方法。中国传统医学证明，预防是最经济有效的健康策略，《黄帝内经》中就提出了"上医治未病"的思想。红军初创时期，由于医疗条件差、药品稀缺，战士缺乏良好的卫生习惯，一些传染性疾病蔓延严重。时任军委总卫生部部长的贺诚首先提出"预防为主"的思想，通过组建卫生预防组织、颁布卫生工作条例、开展卫生运动，取得了良好的效果。此后，他又进一步提出了"预防第一"的口号，将预防工作提升到卫生工作的首要位置。中医药学是我们的祖先在劳动生活中创造并逐步建立起来的具有独特理论体系的医学，然而自西医传入我国以来，中医遭到排挤甚至一度被废止。毛泽东在苏区时针对歧视中医、中西医之间存在矛盾与隔阂的状况，多次强调中西医要加强团结。

（二）以农村为重点：发展中国家卫生工作的典范

中国是个农业大国，新中国成立时农村人口占全国总人口的 80% 以上，而医疗卫生机构和医务人员却主要集中在城市和沿海地区，乡村医疗卫生组织几乎是一片空白，只有零散的个体中医为农村群众提供极其有限的医疗服务。

1950 年 6 月，旨在解决农村医疗卫生问题的全国农村卫生座谈会召开。基于农村医疗卫生的恶劣状况，为了巩固土地改革成果、促进农业生产，时任卫生部副部长的苏井观指出："今后卫生建设的重点在农村，城市是对旧有卫生机构加以改造的问题。"会议还要求卫生工作人员要"明确认识到农村卫生的重要性，扫除对农村卫生工作的忽视态度与偏差认识"，不怕困难，为农民解除疾苦。紧接着，卫生部副部长贺诚在第一届全国卫生会议的总结报告中又提出："最近几年我们的卫生建设，重点不在大城市，而在中小城市农村工矿与部队。"在各级人民政府和医务人员的共同努力下，农村医疗条件改善很快。到 1953 年年底，全国县医院和县卫生院已由新中国成立前的 1437 所发展到 2102 所，县以下的区、乡也大力组织和培训医疗卫生队伍，组建基层医疗卫生服务机构。

国民经济恢复后，中共中央提出了过渡时期总路线，各方面的工作都紧紧围绕落实总路线来展开。在第一个五年计划编制过程中提出要集中力量发展重工业，卫生工作的重点也随之发生了转移。1953年1月，中央人民政府政务院文化教育委员会主持召开了各大行政区文化教育委员会主任会议，会议明确提出卫生工作要为工业建设服务，"应着重加强和建立城市、工矿和交通线的医疗卫生机构"。12月24~28日，第三届全国卫生行政会议在北京举行，会议确定卫生工作的重点是："要加强工矿卫生和城市医疗工作，使农村卫生工作和互助合作运动密切结合，并继续开展爱国卫生运动，防治对人民危害性最大的疾病。"此后，城市医疗卫生投入大幅度增加，公费医疗与劳保医疗水平不断提升。广大农村在农业合作化运动开始后才开始自发建立合作医疗，以解决农民的看病、吃药问题。在"大跃进"运动中，卫生部提出了"为六亿人民服务，城乡兼顾，城市支援乡村"的思想，但是，当时工业化建设的艰巨任务和国家经济面临的严重困难都决定了卫生工作只能以城市、厂矿为重点，农村医疗卫生的供给还只能处于低水平的缓慢发展状态。

1965年6月26日，毛泽东在同他的保健医师谈话时，批评卫生部只给占全国15%的城市人口服务，而且主要是为干部服务，广大农民得不到医药，"中国85%的人口在农村，不为农村服务，还叫什么为人民服务"。毛泽东一贯提倡的全心全意为人民服务的思想和此时对"四清"后国内阶级斗争形势的判断，使他无法容忍对农村卫生工作的轻视，他指示卫生部："把医疗卫生工作的重点放到农村去。"因为这一指示是6月26日发出的，因此又被称为"六·二六"指示。

"六·二六"指示发出后，刘少奇、周恩来等先后组织卫生部门的同志座谈，进一步了解情况，要求落实好"六·二六"指示，加强农村的医疗卫生工作。自此，"把医疗卫生工作的重点放到农村去"成为卫生工作方针中的一条重要内容。以此为指导，卫生部加大了对农村人力、物力和财力的投入。以全国医疗卫生机构病床的分布为例，1965年农村只占40%，1975年这个比重已提高到60%，全国卫生经费的65%以上用于农村。农村合作医疗全面开花，巡回医疗广泛开展，"赤脚医师"队伍迅速壮大。到1976年7月，全国有110多万人次城市和人民解放军的医务工作者到农村巡回医疗，有十几万名城市医务工作者在农村安家落户，70%以上的医学院校毕业生被分配到农村工作。全国5万多个农村人民公社基本建立起了卫生院，"赤脚医师"达到150万人。在城乡医务工作者和人民群众的共同努力下，农村医疗卫生状况大为改善。

（三）"二为"方向：医药卫生体制改革的行动指南

中共十一届三中全会后，我国开启了改革开放的历史新时期，各项建设事业围绕发展生产力、繁荣经济这一核心任务先后进行了工作方针和政策的调整。卫生事业是我国社会主义建设事业的重要组成部分，其工作方针也随之发生了变化。

1985年年初，为了贯彻中共十二届三中全会通过的《中共中央关于经济体制改革的决定》精神，卫生部召开了全国卫生局（厅）长会议，随后国务院批转了卫生部起草的《关于卫生工作改革若干政策问题的报告》，医疗改革正式启动。在接下来的几年中，国家在医疗卫生领域积极推行"多渠道办医""简政放权"等改革措施。医疗卫生部门在"摸着石头过河"的改革试验中，为指导卫生工作健康发展，开始酝酿卫生工作的新方针。1991年，卫生部和国家中医药管理局公布了《中国卫生发展与改革纲要（1991－2000）》，确定新时期卫生工作的基本方针为"预防为主，依靠科技进步，动员全社会参与，中西医并重，为人民健康服务"。1991年4月，七届全国人大四次会议批准将其作为我国"八五"计划期间的卫生工作方针。

与前期的卫生工作方针相比，这一方针继续坚持"预防为主"，强调中西医并重和群众参与的重要性，将医疗卫生工作的服务面，由"面向工农兵"扩大为"为人民健康服务"。同时，针对提升医疗卫生业务水平的要求，方针中增加了"依靠科技进步"的内容，将对待中西医的态度由"团结"改为"并重"，将动员群众的方法由"运动"改为"参与"。这些变化适应了改革开放后以现代化建设为中心的新形势。然而，此时医疗机构以实行承包责任制、有偿业余服务、调整医疗卫生服务收费标准等方式，投入到激烈的市场竞争中，带来了一定的社会问题，引发了政府和社会各界对医疗改革的热议：医疗卫生工作的目标是以社会效益为主，还是以经济效益为主？农村合作医疗还要不要坚持？基层保健网络是否还要作为医疗卫生工作的重点？医德医风该如何维护？医疗卫生事业为人民服务的宗旨将如何体现？在探索和反思中，医疗改革不断调整方向和策略，新时期的卫生工作方针也得到进一步修订和完善。

1996 年 12 月 9~12 日，全国卫生工作会议在北京召开。这是新中国成立以来首次由中共中央和国务院联合召开的卫生工作会议，可见在紧迫的医疗卫生形势下，党和政府对人民群众健康的关心。会议总结了新中国成立以来特别是改革开放以来卫生工作的成绩和经验，明确了新时期卫生工作的奋斗目标，并对工作方针做了新的概括，即"新时期卫生工作的指导方针，是以农村为重点，预防为主，中西医并重，依靠科技教育，动员全社会参与，为人民健康服务，为社会主义现代化建设服务"。1997 年年初，这一方针被写入《中共中央、国务院关于卫生改革与发展的决定》。与"八五"计划期间的卫生工作方针相比，这一方针的主要不同之处是：恢复了"以农村为重点"，并将其放在第一条的突出位置；将"依靠科技进步"调整为"依靠科技教育"；将医疗卫生工作的宗旨和目标明确表述为"二为"方向，即"为人民健康服务，为社会主义现代化建设服务"。这些调整使新时期卫生工作方针更加完备，更加符合新时期经济社会发展的实际要求。同时，这 7 句话的排列顺序也有所变化，更趋同于"四大方针"，体现了党的卫生工作思想的继承性和政策的连贯性。不仅如此，新时期卫生工作方针还直指医疗卫生改革 10 年来出现的严重问题，如重治疗、轻预防，以致一些曾经得到控制的传染病再度流行；农村医疗卫生状况严重下滑，农民医疗负担加重，以致"因病致贫、因病返贫"现象愈发突出，等等。这种鲜明的问题意识使新时期卫生工作方针在医疗改革的探索中发挥了重要作用。

从 20 世纪 90 年代末开始，我国医疗改革进入全面深化阶段。"医改之难，超乎想象。"医疗改革成了"政治经济和社会的焦点问题，考验的是国家治理体系和能力"。我国的医疗改革在政府主导下谨慎试验、逐步推开。1998 年 12 月 14 日，国务院发布了《关于建立城镇职工基本医疗保险制度的决定》，标志着城镇职工医疗保障制度改革进入了新的阶段，传统的公费医疗和劳保医疗制度将退出历史舞台，取而代之的是城镇职工基本医疗保险制度。随后，新型农村合作医疗、城镇居民基本医疗保险相继建立。此外，大病医疗保险、医疗救助等补充性医疗保障制度不断发展，它们共同发挥着维护人民群众健康的作用。2005 年，"我国人均期望寿命达到 72 岁，孕产妇病死率为 4.8/ 万，5 岁以下婴幼儿病死率为 2.5%"。我国居民的重要健康指标达到了发展中国家的先进水平，其中医疗改革的作用功不可没。截至 2009 年年底，城镇基本医疗保险参保人数达到 4.3 亿人，参加新农村合作医疗的人数达到 8.3 亿人，90% 以上的城乡人口有了基本医疗保障。医疗保障制度改革取得了阶段性胜利。与此同时，医疗服务体制、医药生产流通体制改革也在不断深化。

（四）全民健康：全方位、全周期健康服务的承诺

中共十八大以来，中国特色社会主义进入新时代，卫生与健康工作也表现出新的特点：一方面，随着物质生活水平的提高，人民群众对健康越来越重视，越来越希望获得高水平的医疗卫生服务；另一方面，国家对卫生与健康工作给予高度重视，积极统筹规划，深化医药卫生体制改革。

2013 年 8 月，习近平在会见世界卫生组织总干事陈冯富珍时指出："中国政府坚持以人为本、执政为民，把维护人民健康权益放在重要位置"，道出了新一届中央政府对待人民健康的立场与态度。国家把健康权作为人的基本权益加以保护，不仅解决人民群众的看病、吃药问题，而且提供保障人民身体和精神健康的社会福利，促进从食品安全到生态环境一切有益于人民健康的事业发展。健康是个人全面发展的基础，也是民族昌盛、国家富强的标志，因此，在全面建设小康社会和实现"两个一百年"奋斗目标中，人民健康是重中之重。习近平多次强调："没有全民健康，就没有全面小康"，"使全体中国人民享有更高水平的医疗卫生服务也是我们两个百年目标的重要组成部分"。习近平这种"大健康"理念具有鲜明的人民性，既是对毛泽东卫生工作思想的继承与发展，也是新时代治国理政思想的重要内容。

全民健康是一个大的系统工程，需要全体人民和各项社会事业的参与协作。

为此，2015 年 10 月，中共十八届五中全会提出"推进健康中国建设"新目标，这是从"五位一体"总体布局和"四个全面"战略布局出发，"更好地维护国民健康做出的制度性安排，必将为实现中华民族伟大复兴中国梦提供有力的健康支撑"。与此同时《中共中央国务院关于打赢脱贫攻坚战的决定》出台，明确提出实施"精准扶贫方略，加快贫困人口精准脱贫"，完善全民医疗保险，坚决防止和阻断因病致贫、因病返贫的发生。在精准扶贫的行动中，要求对建档立卡的贫困户，不仅要详细记录家庭的健康信息，而且要实时跟进，给予政策照顾，保证贫困户看得起病、看得好病。2016 年，国家卫生和计划生育委员会、国务院扶贫办公室、国家发展和改革委员会、教育部、科技部、民政部等 15 个部委联合颁布了《关于实施健康扶贫工程的指导意见》，健康扶贫成为国家精准扶贫、精准脱贫基本方略的重要组成部分。

2016 年 8 月，全国卫生与健康大会在北京召开，习近平在讲话中把人民健康放在优先发展的战略位置，深刻阐述了推进健康中国建设的重大意义、指导思想和决策部署。回首新中国卫生与健康工作的成功经验，他指出，在推进健康中国建设的过程中，要坚持走中国特色的卫生与健康发展道路。为此，他对新形势下卫生与健康工作方针做了新的概括："以基层为重点，以改革创新为动力，预防为主，中西医并重，将健康融入所有政策，人民共建共享。"

这一方针把卫生与健康相提并论，凸显了新时代卫生工作的目标与本质要求，同时也扩展了方针的适用范围，是一切与健康相关联事业的指导方针。从内涵上看，这 6 句话继承了以往卫生工作方针的思想精髓，不仅保留了"预防为主，中西医并重"的原话，而且浸透着"为人民健康服务"的精神。方针把"以农村为重点"调整为"以基层为重点"，既涵盖农村，又包含城镇基层社区，适应了城镇化的快速进程和城乡统筹发展的新要求，坚持了我国在卫生与健康工作中一贯倡导的大众化与公平正义原则；增加了"改革创新""共建共享"的新元素，与新形势下国家总体发展战略和发展理念相协调，为卫生与健康工作增添了新活力；"将健康融入所有政策"则突出了大健康的新观念，展现了党和国家在维护人民群众健康上的决心和力度。会后，中共中央、国务院印发了《"健康中国2030"规划纲要》，详细而清晰地规划了今后15年健康中国建设的总体部署以及健康中国"三步走"的目标蓝图。

在中共十九大上，习近平代表党中央宣布"实施健康中国战略"，承诺为人民提供"全方位全周期健康服务"，要"全面建立中国特色基本医疗卫生制度、医疗保障制度和优质高效的医疗卫生服务体系，健全现代医院管理制度。加强基层医疗卫生服务体系和全科医师队伍建设"，"坚持预防为主，深入开展爱国卫生运动，倡导健康文明生活方式，预防控制重大疾病"，"坚持中西医并重，传承发展中医药事业"。这些是卫生与健康工作方针的具体抓手，是实现承诺的可行路径。从以治病为中心转变为以人民健康为中心，从一个侧面反映了中国特色社会主义的发展与进步。

最新的人口健康数据显示，我国"人均预期寿命达到76.3岁，孕产妇病死率下降到20.1/10万，婴儿病死率下降到8.1‰"，总体上优于中高收入国家平均水平。这些成就为加快推进健康中国建设奠定了坚实基础，同时也对全民健康提出了更高的要求。健康中国战略任重而道远，正如习近平指出的："我们既面对着发达国家面临的卫生与健康问题，也面对着发展中国家面临的卫生与健康问题。"因此，坚定不移地落实好卫生与健康工作方针，把保障人民健康同实现全面小康、中华民族伟大复兴紧紧联系在一起，不断深化医疗卫生改革，才能够使健康中国战略落地生根，使健康福祉惠及全体人民。

回望历史，我们看到新中国成立以来卫生工作方针由"四大方针"到以农村为重点，由新时期卫生工作方针到新形势下的卫生与健康工作方针，尽管表述的繁简、强调的主次乃至具体词汇有所变化，但其思想精髓却始终没有变，即为人民健康服务、防患于未然、发挥中西医各自的优势、动员人民群众广泛参与、共建共享的核心要义没有变。究其根本，新中国成立以来的卫生工作方针是符合中国实际、与中国共产党的宗旨和目标相一致的方针，是经过实践反复证明的治国安邦的宝贵经验，也是未来中国发展必须坚持的重要策略。

第二节 健康保障制度

一、概述

已有 100 多年历史的社会保障，是当今世界上发达国家和发展中国家都在实施的一项社会政策，也是一个国家社会经济的重要组成部分。医疗保障制度作为社会保障的一项重要内容，有利于保证居民能够得到公平的医疗服务，促进社会生产力的发展，推动我国卫生事业的改革与发展。

从医疗保障作为一项公共政策的发展过程来看，它属于社会保障政策的有机组成部分，具有与社会保障相同的功能和作用，也可以看成是政府和社会主体的一种公共职责和行为活动。医疗保障制度是指国家和社会团体对劳动者或公民因疾病或其他自然事件及突发事件造成身体与健康损害时，对其提供医疗服务或对其发生的医疗费用损失给予经济补偿而实施的各种制度的总称。包括实施医疗救助、医疗保险及免费医疗等方式。国际劳工组织（ILO）将社会保障制度定义为国家为公民提供一系列基本生活保障，使公民在年老、疾病、失业、灾害及丧失劳动能力等情况下，从国家和社会获得现金和实物帮助的制度。

健康保障是在医疗保障的基础上发展而来的。世界卫生组织（WHO）将健康的概念扩展到不单纯指不存在疾病或病弱的情况，而是在身体上、精神上、社会适应上完全处于良好的状态，生理健康、心理健康、道德健康 3 方面构成健康的整体概念。因此，一些国家为适应健康标准的变化和医疗保障水平提高的要求，将预防保健、疾病治疗、护理康复、心理咨询、健康教育等作为保障服务的内容，形成了健康保障制度。

二、健康保障制度的基本模式

任何国家的健康保障制度都是不同的,各国的制度安排和本国的政治、经济、文化有密切的关系,医疗保障制度的本地化程度很高。

（一）国家卫生保健制度模式

国家（全民或政府）医疗保险模式：又称为国家卫生服务制度、英国模式或费里奇模式，是一种福利型模式。在这种模式下，政府直接举办医疗保险事业，老百姓纳税，政府收税后拨款给公立医院，医院直接向居民提供免费（或低价收费）的医疗预防保健服务，覆盖面一般是本国全体公民。医疗资源实行计划配置，其主要特点是：

保险基金主要由国家财政提供，由政府进行计划性配置，费用增长相对缓慢；覆盖面广，有较好的普遍性和公平性，有利于保障全体社会公民的身体健康；医疗机构主要为国家所有，为大多数公民提供免费的综合医疗服务。

该制度体现了重视国家责任、普遍覆盖、全面受益的特性，医疗服务具有国家垄断性和高度计划性。目前采用这种模式的代表国家是英国、瑞典、丹麦、芬兰、爱尔兰、西班牙等北欧国家和加拿大、澳大利亚、新西兰等英联邦国家，东欧国家以及我国 20 世纪 50~90 年代末实行的传统的公费医疗制度。

国家卫生保健制度模式存在的最主要的问题是：资金渠道单一化，国家财政不堪重负；市场起不到调节作用；医疗服务效率较低，难以满足居民不断增长的医疗需求。同时，由于就医无须（或极少）支付医疗费用，消费者缺乏费用意识，容易导致对医疗服务的过度利用，从而浪费有限的卫生资源。

英国的国家卫生服务体制（NHS）以其典型的计划管理特征在发达国家中独树一帜，卫生资源按照计划方式进行配置，卫生服务提供则以公立医院为主体。

"国民健康服务"由一系列的地方卫生当局和全英健康委员会掌管，由中央政府直接负责，社会公平是英国国家卫生服务制度的重要原则，英格兰、苏格兰和威尔士"国民健康服务"4/5 的费用是由税收支付的，费用的增长则是由于要满足越来越多老年人口的需要。同时还要充分利用医疗技术的进步成果为国民服务。这些经费还用于为一些特殊人群提供在社区而非医院的更多更适合的各类型护理，如老人和精神病患者以及有智障的人群等。

英国的医疗体制使全民享受到了由政府全额提供的福利型的医疗保健服务，与此同时，英国作为发达国家虽然有着强大的财力作支撑，都仍然难以应对与日俱增的医疗经费支出的公共财政压力，政府在医疗领域的财政经费出现了巨大的赤字和缺口。20 世纪 80 年代初，英国政府开始在医疗领域进行改革，主要措施包括：市民患病后必须先找自己的家庭医师或去社区诊所就诊，当这些机构不能处理时，再由其将患者转诊到区级医疗机构。如此逐级转诊，医疗资源得到充分利用，开始导入市场机制，逐步推行"管"与"办"分离，等等。经过近 10 多年来的运作，改革后的体制效应正在逐渐发挥出来，政府财政赤字的压力逐步得到缓解，医疗卫生服务质量正在得到提高。

（二）社会医疗保险模式

社会医疗保险模式是由国家通过立法形式强制实施的一种健康保障制度，健康保障基金社会统筹、互助共济，主要由雇主和雇员按一定比例缴纳，政府酌情补贴。

服务项目一般包括全科医师的基本医疗服务、大多数病种的住院治疗和必要的药品。多数国家还包括专科医疗服务、外科手术、孕产保健、某些牙科保健服务以及某些医疗装置，筹资与偿付水平较高的国家，还包括患者就医交通、住院伙食与家庭护理服务等。其主要特点是：由国家通过立法强制实施，保险基金由国家、雇主和劳动者共同负担，强调个人责任；参保者享受健康保险的权利与缴费义务相联系，实行社会统筹，互助共济；健康保险一般由中介组织实施，实行"现收现付"，政府对其是宏观监督和管理；注重政府的作用，强调全面的覆盖和平等的享有；在一定程度上实现个人收入的横向转移，体现社会公平原则，同时强化自我保障意识，体现效率原则；筹资渠道法制化、多元化，基金有稳定来源，政府负担相对较轻。

以德国为代表的西欧和南欧的许多国家长期坚持这种强制（义务）性的医疗保险。目前采取这种模式的国家有德国、日本、法国、意大利、西班牙、比利时、奥地利、韩国、荷兰、哥斯达黎加等及我国的台湾省。我国国有企业实行的传统劳保医疗制度也属于这类保险模式。

德国采用国家立法强制推行的社会医疗保险制，由雇主和雇员依法按一定比例共同缴纳医疗保险金，建立社会保险基金，用于雇员及家属看病就医。法定社会医疗保险覆盖了德国 90% 以上的人口；政府通过社会医疗保险为参加者提供基本卫生服务；医疗保险基金独立预算，专户使用，社会公开。

社会保险模式存在的主要问题是：由于实行第三方付费，医患双方缺乏费用意识，容易出现供需双方的道德风险，医疗费用难以有效控制；医疗保险费用负担的代际转移问题突出，特别是在人口老龄化较高的国家或地区，这个问题更为突出。

（三）商业保险模式

商业（市场）医疗保险模式：也称自愿医疗保险，按市场自由法则自由经营，参保自由，自愿入保，缴纳保费，适合需方的多层次需求。其主要特点是：完全的市场化，不同险种由市场不同需求产生，保险人与被保险人之间是一种契约关系，各自履行自己的权利和义务；公民自愿投保，共同负担疾病造成的经济损失，政府负担较轻。

经营保险者主要以营利为目的，适应多层次的不同需求，降低了医疗服务成本，促进医学科技的迅速发展；营利性的医院在医疗体系中占主导地位，所有医院基本实行管与办的分离。

目前采用这种模式的代表国家是美国。绝大多数的美国人参加的是私人或社会团体举办的私营性医疗保险组织。

这种保险模式存在的最突出的问题是不公平现象严重，不同收入人群享有的保障程度差别较大；出于盈利的动机，大量资源投入到高水平的医疗服务，满足医疗高消费，导致医疗费用快速增长。

美国政府在医疗领域如同在其他领域一样，采取的是高度自由的市场经济体制模式，但在立法和监督上却不忽视，任何市场行为都不能超越其法律框架。全世界第一部《医院法》就是在美国诞生的，其规定既详细，又便于操作。

针对上述存在的问题，美国也进行了改革，改革的方向是发展集服务提供和筹资于一体的管理型医疗保健，如 HMO、PPO 等。

（四）储蓄医疗保险模式

储蓄医疗保险模式是依据法律规定，强制性地以家庭为单位储蓄医疗基金，把个人消费的一部分以个人公积金的方式储蓄转化为保健基金。其主要特点是：具有强制性，根据法律规定，每个有工作的人（包括个体业主），都必须依法参加保健储蓄；只建立个人储蓄账户，储蓄医疗保险强调个人责任，个人通过纵向积累解决患病就医时所需费用；账户存款不足以支付费用时，自费补差或以未来储蓄偿还；对费用的约束性较强，较好地解决了医疗费用负担的代际转移问题；还能够满足不同层次的需求，政府负担较轻。

目前采用这种模式的代表国家是新加坡。按照新加坡法律规定，每个人每月要按工资的 6%~8% 进行保健储蓄（由雇主和雇员各分担一半）。储蓄账户上的存款可用来支付储蓄者及家属的住院费用和部分昂贵的门诊检查、治疗项目的费用。

储蓄型健康保健模式存在的主要问题是：公平程度差，社会互助共济、共同分担风险的实现程度较低。有些疾病如危重病、慢性病，需要支付高额医疗费用，完全依靠个人账户的积累，常常难以满足实际需要。

为了弥补储蓄医疗保险的不足，新加坡在实施储蓄医疗保险的同时，又实行了一项健保双全计划，实际上是一种自愿参加的大病保险，如果参加了大病保险，当参保人的医疗费用超过了规定的数额（政府规定的可扣额），超过部分可由大病保险按一定比例支付。

综上所述，当今世界各国的健康保健制度模式可归纳为国家政府保险型、社会健康保险型、私营性健康保险、储蓄健康保险和社会统筹与个人账户相结合的健康保险模式（中国特有）。目前我国的医疗制度改革正朝着社区医疗服务的世界共同方向发展，到 2010 年，中国最终将形成"大病上医院，小病找社区"的格局。

（五）拓展的其他保险模式

公共卫生涉及的是群体健康问题，其重要性在 2001 年美国的"9·11"和随后的生物恐怖事件，2003 年突如其来的 SARS 疫情以及 2019 年 12 月起的新型冠状病毒肺炎（COVID-19）中迅速凸现。公共卫生是组织社会共同努力，改善环境卫生条件，预防控制传染病和其他疾病流行，培养良好的卫生习惯和文明的生活方式，提供医疗服务，达到预防疾病，促进人民身体健康的目的。公共卫生是政府改善和促进人们健康和福利过程中不可回避的责任，政府需要通过公共财政的渠道配置资源，生产并提供公共卫生产品。公共卫生事业的发展有赖于医学科学的发展，更有赖于社会政治、经济、文化的发展。

我国公共卫生体系所要应对的不仅是突发公共卫生事件，还包括其他传染病和慢性非传染性疾病的控制、基本医疗、健康教育等工作。目前，我国公共卫生体系由疾病预防控制、妇幼保健和卫生监督 3 个公共卫生体系构成，单靠这 3 个体系完成上述任务显然是不够的。

社会医疗救助是医疗保障体系的重要组成部分，医疗救助是指在政府主导下，动员社会广泛参与的一项对贫困人口中因病而无经济能力进行治疗的人实施专项帮助和支持的行为。建立社会医疗救助制度是完善医疗保障体系，完善公共卫生服务体系，实现公共卫生服务目标的必经之路。近年来，各地政府为解决弱势群体就医问题进行了积极探索，如为贫困人口提供医疗救助金，并减免部分医疗费；确定一部分为贫困人口就医提供服务的带有慈善性质的定点医疗机构；为贫困人口提供低费医疗服务，如近年来出现的"平民医院""助困病房"等。这些措施在一定范围内和一定程度上缓解了弱势群体就医难的问题，但对于弱势群体整体而言，当前的医疗救助措施仍显不足，如缺乏统一协调的实施机构和组织，重治轻防，救助面窄，救助额低，资金筹集困难以及各地区实施的情况不平衡等，无法从根本上解决"因贫致病，因病致贫，因病返贫"的现象。从我国的实际情况看，建立弱势群体医疗救助制度势在必行。

新型农村合作医疗保险制度是国家为了保障农村居民的基本医疗保障而设立的一种医疗保障制度。新型农村合作医疗采取个人缴费、集体扶持、财政资助三方结合的三方共担费用方式，为农民支付大额医疗费用或住院医疗费用，在有条件的地方可以实行大额医疗费用补助与小额医疗费用补助相结合的办法。

探索多种形式的健康保障形式，建立多层次的医疗保障体制，完善我国公共卫生服务体系，提高人民的健康水平，是社会进步的重要表现，体现了中国特色社会主义优越性。

三、病有所医与中国国民健康保障系统：一个总体框架

病有所医与中国健康保障系统问题的研究当前具有重大的理论价值和政策意义。下文需要确定中国健康保障体系或病有所医的政策目标是健康保障的可及性、效率与公平性。研究的总体框架由 4 个部分组成。

首先，关于根源、条件与经验。看病难、看病贵或病无所医根源的问题不仅要从理论方面考虑到医疗市场的特性，而且还需要分别从宏观体制和微观行为 2 个角度探讨其产生的根源。同时，还要考虑我国国情对国民健康保障体系发展的影响与制约（包括发展中国家的经济水平要满足发达国家的健康需求，应对 2 次卫生革命挑战，人口老龄化使健康需求加剧，城乡二元结构与地区差异使得健康差异大以及体制上的条块分割等），以及其他国家在解决病有所医与健康保障系统建设方面的成功经验。

其次，关于概念、角色和目标。病有所医的政策目标是健康保障的可及性、效率和公平性，为此，需要对病有所医的概念作清晰的界定，尤其是有关基本医疗卫生服务的政策性界定。显然，基本医疗卫生服务包括基本公共卫生和基本医疗 2 个部分。在此基础上，需要进一步明确界定政府和市场在实现人人享有基本卫生保健中的责任和角色，包括不同层级政府以及同级政府不同部门之间包括筹资和监管等职责分工协调问题。这部分有待研究的问题主要是医疗卫生服务供给中政府和市场的作用。

再次，关于制度、体系和衔接。需要解决的核心问题是如何在提高健康保障制度的覆盖面和医疗卫生服务体系可及性的同时提高制度的公平性，其中尤其值得探讨的是制度差距、城乡差距以及人群差距问题。一方面，要探索不同健康保障制度与医疗卫生服务体系之间的衔接问题；另一方面，需要探讨不同健康保障制度之间的衔接和融合问题，以解决和缩小不同人群尤其是城乡居民在健康保障方面的差距。病有所医目标的实现要立足于医疗卫生服务，而且更需要基本医疗服务和基本公共卫生服务体系的结合，但是医疗卫生服务体系建设应当有助于促进基本健康保障制度的完善。这部分内容分别构成：基本医疗

卫生服务保障的服务体系建设问题，基本健康保障制度的覆盖、衔接和城乡统筹问题。

最后，关于路径、设计与选择。在以上研究的基础上探讨设计多种制度衔接和融合的模式和路径，以形成多种国民基本健康保障制度方案，并利用相关的大量数据进行政策模拟，在政策辩论和相关经验研究的基础上选择最优的制度方案。为了便于比较不同制度模式的差异，还需要对不同制度的筹资与公共财政支持系统进行系统的可行性研究和论证。这部分内容分别构成问题：国民基本健康保障制度融合与方案设计问题，包括公共财政支持系统和可行性论证。

四、对国民健康保障体系构建的逻辑基础：若干重大问题

（一）实现病有所医面临的问题及其根源

对我国现行的健康保障制度造成的"病无所医"现象进行分析有助于理解病有所医的真正含义，即病有所医首先意味着基本医疗卫生服务的可及性。其面临的问题及其根源主要包括以下几个方面："病无所医"的现象、特征与原因。我国国情对国民健康保障体系发展的影响与制约。我国国民健康保障体系的发展面临超大规模人口背景下的人民健康需求高、医疗资源有限、地区差异、人群差异等诸多矛盾和问题，这些矛盾又是如何在社会转型、经济转轨的背景下造成"病无所医"这种不和谐社会现象的。医疗市场的一般特性决定了不仅无法从需求方面界定基本医疗的范围，而且政府也无法有效约束医疗机构的寻租行为，于是，医疗机构公益性丧失与民间医院的趋利性得到强化。市场特性对中国健康保障体系建设的启示是，一方面，市场化过程中，公立医院公益性倾向于削弱；另一方面，社会资本办医院的逐利性难以避免。

新医改方案提出了在 2020 年实现人人享有基本医疗保障的战略目标。我国现行医药卫生体制改革面临的问题及其根源主要包括以下几个方面：我国现行医药卫生体制改革面临超大规模人口背景下的人民健康需求高、医疗资源有限、地区差异、人群差异等诸多矛盾和问题，这些矛盾又是如何在社会转型、经济转轨的背景下造成"病无所医"这种不和谐社会现象的。医药卫生体制改革及

其深化，核心思想就是建立四大体系、八大机制，并通过近期的五大重点改革推进实施。当前，各级政府更加重视医药卫生体制改革，投入力度也有显著提高，为医药卫生体制改革带来了新的机遇。考虑到我国医药卫生体制存在的突出问题是医疗卫生服务公平缺失与医药费用过高，实现基本医疗保障的公平与效率是重中之重。改革面临的 3 个主要挑战是：如何贯彻立足国情、渐进探索的路径、处理好政府与市场的角色与责任以及如何实现可操作性政策措施的落实。新医改政策实施正面临新机遇、新挑战，本文将从经验、理论与国情等多个方面重新阐释和分析中国现行医药卫生体制面临问题的宏观和微观根源，及其对深化医药卫生体制改革的挑战。

（二）医疗服务中政府和市场机制的作用

健康保障体系应当是在公益性和政府主导的前提下，实现基本健康保障的公平和可及，结合我国国情概括为在差异中寻求公平，在公平中减少差异。近年来，城乡医疗保障制度有了很大的发展，表现为保险覆盖面的扩大和政府补贴的加强，但从实施效果看，医疗保障制度对于减轻医疗负担，增加医疗服务利用率的效果很有限，依然存在病无所医和因病致贫的现象。那么原因何在？应该如何更好地发挥医疗保障制度的作用？应该如何更好地发挥政府和市场机制的作用？

政府和市场的角色和作用区分贯穿于深化医药卫生体制改革的每个重大环节，如中国基层医疗服务体系问题，基本公共卫生服务均等化问题，公立医院改革问题，药品招标、配送与基本药物目录问题。在深化医药卫生体制改革的每个重大问题上，探索具体政策实施工具时都需要清晰地辨析政府和市场的边界，以恰当地选择市场导向的自愿性政策工具（如家庭、市场和非营利组织等）、政府主导性强制性政策工具（直接供给、管制与公共企业等），或者介于两者之间的混合性政策工具（信息劝诫、税收和补贴、拍卖以及确立产权等）。总之，深化医药卫生体制改革是一项涉及面广、难度大的社会系统工程，加强对其进行系统的研究不仅是对社会转型的政治经济学的一种学术贡献，而且也为体制改革的政策实施提供可靠的知识准备和支持。

（三）基本医疗服务保障的服务体系建设

病有所医目标的实现要立足于医疗卫生服务，而且更需要基本医疗服务和基本公共卫生服务体系的结合。医疗卫生服务体系建设应当有助于促进基本健康保障制度的完善，研究重点在于如何建设与基本医疗保障制度相衔接的公平、有效率的医疗卫生服务体系。在当前社区卫生服务机构"收支两条线"改革的基础上，如何完善，更好体现社区卫生服务公益性，如何实现区域医疗中心的公益性。社区卫生服务与二、三级医疗机构的有效连接；主要对社区卫生服务机构与二、三级医院转诊机制的研究，体现基本医疗服务体系的运行效率。以社区卫生服务为基础，研究社区卫生基本医疗服务的薄弱环节和功能缺失，当中存在什么问题，需要医疗机构怎么承担？现有的行政架构如何有效配合？如何通过现行的二、三级医院定位和补充完善？

公平、有效率的医疗卫生服务体系对于农村而言，显然具有更大的挑战性和困难。首先是运行机制的不畅通，乡卫生院与村卫生室财、事不对称：钱谁都想拿，事谁也不想干。其次是本来是加强合作，但现在是恶性竞争，所以要探索乡村医疗服务体系一体化运行可行性（难点：人才问题、技术问题、经费使用问题、行医资格问题、指挥不灵问题）。其中，两大热点问题是如何提高农村卫生服务能力和协调利益主体的冲突。

（四）基本医疗服务保障的制度覆盖、衔接和城乡统筹

以基本医疗保障（城镇职工基本医疗保险、城镇居民基本医疗保险、新型农村合作医疗保险以及城乡医疗救助制度）为主体，其他多种形式补充医疗保险和商业健康保险为补充，覆盖城乡居民的多层次医疗保障体系已经成为我国医疗保障体系的基本构架。基本医疗保障制度边界的明晰需要研究以下几个重大问题。首先，需要明确发展商业保险对完善基本医疗保障制度的意义。我国现行的基本医疗保障制度体系中，商业保险所占比重过小，高端的医疗需求都集中于基本医疗保障，导致基本医疗负担过重。如果能够通过发展商业保险保障高端的医疗需求，就可以比较清楚地界定基本医疗保障的上界。其次，保证那些贫困的弱势群体也能够享有基本医疗保障服务，尤其是重点需要关注的弱

势群体的基本医疗，就可以清楚地界定基本医疗保障的下界。基本医疗保障体系能否持续有效运转，关键取决于 2 个方面：一是经费如何筹集，二是基金如何支付。只有经费筹集和基金支付实现相对平衡，才能保证基本医疗保障体系的持续运行。我国现行基本医疗保障制度的筹资是按照人头来支付的，如果我们能够把现行的筹资方式改为以家庭或公职单位为筹资主体，筹资的能力将大大加强，基本医疗保障的范围和程度也将扩大，这就能够解决现行的基本医疗制度中实际利用不足的问题。由于三大保险分别对应于不同的人群，不同保险的缴费水平和保障程度之间存在明显的差异，因而如何保障三大保险之间的人群覆盖、内容覆盖和程度覆盖的公平性将成为新医改中基本医疗保障体系建设的核心。本文将从理论上探索评价公平性的相关指标，并以此为指导，从上述 3 个方面保障最大限度地实现公平性。当前存在的三大保险体系是由现阶段国情决定的。随着社会的不断发展，我国医疗保障体系最终将实现一体化，医疗保障将成为一项基本的国民待遇。

（五）以分配与补偿机制为重点的公立医院改革

《关于深化医药卫生体制改革的意见》规划的公立医院的改革内容包括产权制度改革、人事制度改革、分配制度改革、补偿制度改革、财务制度和监管制度改革，是一个从全局出发，充分考虑改革复杂性的公立医院改革推进蓝图。

公立医院改革怎么能够提高其公益性？公立医院的公益性就是政府投入收益的最大化。如何能够实现政府投入收益的最大化呢？公立医院改革中医务人员的收入分配机制是核心问题。改革能否重新进行体系的变革，让一部分公立医院完全市场化并提供商业保险来释放高端医疗需求与获取医疗服务的盈利空间，通过市场运行的手段弥补作为公共福利的基本医疗卫生服务，我国在公立医院方面做了大量的研究工作，当前公立医院的产权明晰、法人治理结构、管办分离、政府加强投入等方式都已形成共识。但是，即便所有这些方面的问题都得以解决，我国公立医院的改革依然存在瓶颈，无法实现公立医院改革的公益性目标。因为公立医院改革的关键在于收入分配机制的改革。现行的医务人员的收入分配制度与公立医院公益性目标的矛盾主要在于医务人员对于服务的报酬不满意，而政府又无力通过购买服务的方式满足医务人员的报酬需求。怎样通过市场化和公益性适度分离的方式来解决医务人员收入分配的问题？一方面，可以通过商业医疗扩展高端医疗的服务盈利空间以保障医务人员的报酬需求，另一方面，通过政府的行政化手段要求医务人员提供高质量的基本医疗保障服务。我们需要研究的问题就是怎样用市场手段弥补公益性的基本医疗。

当前需要具体研究的问题主要包括：公立医院分配制度改革可借鉴的经典理论及其这些经典理论的政策含义，公立医院推行技术要素按贡献进行分配需要解决的若干关键性技术问题，公立医院推行按技术要素贡献进行分配改革的核心内容，公立医院按技术要素贡献参与分配的流程。

五、健康中国背景下医疗保障制度向健康保障制度转型探索

健康中国明确树立"大健康"观念，以疾病治疗为中心转变为以健康为中心，提出要关注全人群、全生命周期、全方位的健康服务，建立系统、连续、一体化的健康服务体系和健康保障体系。健康保障制度与现有的医疗保障制度不同，是以保障全民的健康服务为目标的保障制度。我国自1997年开始建立基本医疗保障制度，其初衷是通过保险分担疾病经济负担，应对居民基本医疗服务的可及性问题，并经过20年建立起了覆盖13.4亿人的多层次多类型的基本医疗保障体系。在健康中国战略下，如何实现医疗保障体系向健康保障体系的转型，促进医疗保险以健康为中心的转变，是当前医疗保障体制改革需明确的问题。

（一）健康中国背景下健康保障制度的内涵

从保障制度的基本内涵解读，健康保障制度是指在政府的管理之下，以国家为主体，依据一定的法律和规定，通过国民收入再分配，以保障基金为依托，对居民在特定情况下给予物质或资金帮助，用以保障居民健康层面的基本权益。健康保障制度是民生保障体系中的重要组成部分，相比于医疗保障制度是更高水平、更综合的保障，是一个体系，不是一个制度。在健康中国的战略需求下，医疗保障的设计理念已经不能应对老龄化、疾病谱变化的挑战：①医疗保险与慢性病防控脱离，甚至出现工作冲突；②医疗保险重住院、轻门诊；③长期护理、

家庭医疗服务缺失。

要进一步提高人群健康水平，仅仅关注疾病治疗显然是不够的。医疗保障制度关注医疗服务利用的可及性，属于健康维护的范畴，而健康保障制度可能会从健康的危险因素控制、保健因素促进多方面入手，在居民面对衰老、伤病或发生健康风险时保障其获得应有的健康服务，以维持或促进居民的健康状态。可以说，医疗保障是健康保障的重要组成部分，但并非唯一内容。健康保障制度建设的思路也将是从医疗保险管理转向社会保障治理。

目标的不同也决定了两者在保障的内容、筹资、实现策略等方面存在差异，决定了现有的医疗保障制度改革思路难以实现健康保障制度的转型。从内涵来看，当前医疗保障制度与构想中的健康保障制度有以下几方面的不同：①目标不同。医疗保障在于保障居民医疗服务的可及，健康保障着眼于居民个体的健康。②关注点不同。医疗保障从医疗费用切入，关注治疗过程与费用，落脚于服务的内容与形式，健康保障更关注服务质量，落脚于疾病控制与健康改善。③保障的内容不同。健康保障的内容包括疾病预防、健康教育、健康促进、健康维持等，甚至延伸到精神健康与社会功能健康等内容，医疗服务只是健康服务比较突出的内容之一。④补偿机制不同。医疗保障可以基于确定的医疗服务进行预付或后付补偿，而健康保障全程参与疾病的预防、治疗与康复，其补偿的方式可能因保障的内容不同而有差异。

健康保障制度与全民医保制度、全民健康覆盖的内涵也有差异。全民医保制度指构建覆盖全民的医疗保障制度，包括各种制度间的统一；全民健康覆盖是一个战略目标，指确保所有人都获得所需要的健康服务，其核心观点是公平。全民健康覆盖的内涵与健康中国的内涵一致，全民医保制度是实现健康中国与全民健康覆盖的具体策略。健康保障制度是从人群、服务内容、制度形式等多方入手，以全民的健康质量为目标，体现的是社会资源效率最优的思想。

（二）健康保障制度的实现策略

保障制度的保障策略因内容各有不同，包括法规、税收、保险、福利、救助或优抚等多种形式，不同策略的出发点不同，可独立或联合保障具体服务，如我国的社会保障制度涵盖了保险、福利、救助或优抚 4 种形式，医疗保障制度以保险与救助为主，慈善为辅，其中保险制度是保障制度的核心策略。从国际实践来看，各国对于保障健康采用的策略各有差异，除了普遍的保险制度外，有最新通过的"特朗普医改"《美国医保法案》中的不参保退税计划、美国的 HMO（健康维护组织）的健康行为奖励计划；新加坡的健康储蓄计划；日本法定的《日本介护保险》；中国澳门的健康医疗券以及烟草税等政策，都是通过不同的形式控制健康危险因素或保障健康服务的制度或政策。从既有的政策来看，基本医疗保障制度、健康精准扶贫都是健康保障的重要策略。同样，在发展健康保障制度过程中也会面临诸多选择，如何平衡保障水平的深度与广度，优先纳入哪些服务，大病、慢性病、康复还是长期照护等，都需要结合我国社会发展阶段综合考虑。

从内容来看，发展健康保障制度的具体思路包括以下 7 个方面。

（1）加强服务供给体系不同层级医疗卫生机构的协同性，以病症治疗为主向病症与病因并举转变，向城乡居民提供连续性、个性化、覆盖全生命周期的健康服务。

（2）医疗保险以健康服务为中心转型，推行关注健康结果而非单纯的服务数量的支付方式改革。

（3）公共卫生服务与医疗保障融合，强化基本公共卫生服务的质量与效率。

（4）推进老年照护保险制度建设和医养结合，从医疗服务扩展到康复护理阶段。

（5）健康服务供给与健康管理同步，加强基层卫生服务能力，建立家庭医师制度，有秩序地将健康保险、医疗服务、社会服务连接起来。

（6）注重健康需方管理，健康的责任从以医师为主体向医患互动转变。

（7）大力发展健康产业与健康支撑技术，支持社会资本办医，应用"互联网＋"、大数据推动健康信息化。

（8）改善自然环境，加强健康教育等社会服务系统健康功能，倡导健康的生活方式，鼓励大众运动等。

保险制度作为保障制度的核心，也是保障制度建设的重要方面。医疗保障制度向健康保障制度转型，也决定了医疗保险向健康保险过渡，医疗保险向以健康为中心转变。国际上研究多以健康保险为主，少有医疗保险，回顾国外发达国家健康保险走过的历程，也是从疾病保险起步，经历医疗费用保险，发展为健康保险。美国的医保承担了参保人的健康，并去推动民众的健康。而我国的医保还处于疾病应对阶段，当前的基本医疗保险属于医疗费用保险，通过医疗保险转型是实现健康保险建设的最优路径。

医疗保险功能的内在要求也决定了管理者关注健康，健康促进是医疗保险发展的必然方向。医疗活动是人类维护健康、挽救疾病损失的重要手段，但医疗属于应激行为，医疗保险的成效在于促进疾病治愈，是被动的健康维护。但在新的时期，慢性非传染性疾病激增、人口老龄化，以及人们理性或非理性的就医需求，居民对疾病的不加控制，不良的生活方式，使医疗保险长期被动地应对保险资金的安全问题。从长远来看，以疾病治疗为中心的筹资和支付体系效率低下，不可持续，唯有将医疗保险融入大健康，通过健康教育、健康管理、疾病预防等举措，增进参保人的健康，转移疾病治疗压力。参与居民维护健康的管理，也是现代医疗保险管理者不可推卸的责任，导向健康的医保政策，必然可以产生重视健康的氛围。

从医疗保险的作用来看，当前的医疗保险缺乏对服务供给体系的引导。经济学上医疗保险的影响体现在微观与宏观 2 个层面，微观上促进居民健康服务的利用，同时风险选择也会反作用于健康服务市场；宏观上，一方面通过居民健康保障实现人力资本优化，另一方面作用于服务供给体系影响供需行为。反观目前我国的医疗保险，主要存在 2 方面的问题，一方面，聚焦于疾病而脱离了健康的主旨，是结算第三方而不是健康维护人；另一方面，未能发挥对供需双方的约束引导作用，如规范医师行为、引导患者就医、影响健康生活方式等。我国当前的医疗保险是狭义的医疗保险，不符合健康中国的战略需求。而当前供、需、政三方对于医疗保障提出了过多的要求，需要以健康保险的思路去发展解决。所以说，健康保险是医疗保障制度的发展方向，需要对当前医疗保险的定位、发展理念做调整，促进医疗保险以健康为中心转型。

（三）以健康为中心的医疗保险模式探索

国际上以健康为中心的医疗保险探索实践有很多，如英国实行的按人头预付，基于个体健康的服务供给与管理，服务关口前移，保障供给体系的效率；荷兰的捆绑支付，将公共卫生经费与医疗费用打包给多级服务团队；德国的按绩效支付，对于戒烟、运动等健康行为的保民降低保险费；美国对于二次入院的患者低医院补偿费用促进服务连续，新兴的"以患者为中心的医疗之家"模式，以健康结果为目标，按人头的整合式健康服务付费的保险支付；日本实行介护保险制度以及家庭医师支援制度，将医疗服务延伸到家庭，缓解了老年医疗压力。国际上的支付改革非常重视其对服务供给的影响，最终的导向在于提供高效的健康服务。各种不同形式的整合模式，其目标均围绕促进服务的协调与连续，但视各国供方体系不同而有所侧重，有的以促进临床服务融合为主，有的以提高资源的配置与利用效率为主，所以国际上现有的以健康为中心的保险支付方式与补偿设计并不一定适合我国的国情。

当前我国的医疗保险过于关注保险属性，对于健康属性的发展不够。现有的补偿是以费用分担为靶点作用于医疗机构，而医疗机构由于地缘优势及外放式的发展导向导致机构间缺乏协作，医疗保险无法通过购买机制（利益机制、市场机制）发挥对医疗机构的约束与引导，政府的干预对机构的影响也强于医疗保险，如公立医院的零差率改革，药事服务费转嫁由医疗保险补偿，药品招标采购中医疗保险的参与有限，患者自由就医下要求医疗保险无甄别支付，诸多改革举措都阻碍了医疗保险功能的发挥。医药卫生服务体系是一个复杂系统，而支付方式改革是当前医改的重要切入点，保险改革是服务供给体系转变最有效的靶点，对于当前医疗机构收入 70% 以上来自医疗保险的公立医疗机构显得尤为有效。

我国促进医疗保险以健康为中心的转变可以从以下 6 个角度出发：第一，丰富医疗保险的内涵。以健康为目标，除了疾病治疗，也要考虑预防康复、健康促进、长期照护等。第二，激发医疗保险与服务供给体系的整合。如安徽的阜南模式，县乡医联体＋系统的总额预付制改革，统一了县乡两级机构的利益方向，实现了协作提供经济的服务。第三，调整医保资金的支出形式。在现有三大目录补偿的指导性支出基础上，考虑引入约束性支出、奖惩性支出、监督性支出等支出形式，激发供方的服务活力。第四，以结果为导向的支付方式改革，激发医疗保险对服务供给体系等的引导作用。如其将糖尿病、白内障等一系列相关服务统一支付，门诊转向按人头的总额预付制，住院经历按单病种、床日逐步转向 DRGs 与绩效付费等。第五，通过谈判协商机制与风险分摊机制，促使医疗保险服务购买从被动转向主动。如参与医药价格的决定，深化付费方式改革，由事后保障转向事前保障。第六，多元化的保险体系。如尝试购买慢性病管理服务，支持家庭医师签约服务，探索长期照护保险。

（四）健康保障制度建设的方向

国际经验与健康保障的内涵已经明确了健康保障制度建设的几个关键点，但从我国医药卫生体制改革的进程来看，实现服务供给体系功能转变，医疗保险向健康保险转型仍处于探索阶段，5 年的公立医院改革仍处于"深水区"，公共卫生服务作用难以发挥，长期护理保险仍在试点，诸多因素表明健康保障制度的建立仍处于问题应对阶段。同时，社会保险基金必须坚持专款专用、服务供给体系与医疗保障体系割裂，都阻碍了医疗保险向健康保险的过渡。纵使国际经验与探索明确了健康保障的实现机制，但当前仍缺乏健康保障制度的顶层设计。医养结合、健康行为管理、健康保险转型、公立医院服务体系功能调整等，既是当前社会保险制度、医改建设的主要内容，同时也是健康保障制度建设的基础。健康保障制度建设涉及发改、民政、卫生计生、环境等多个方面多个部门，需要部门间相互配合，需要从顶层确定医疗保险向健康保险转型的意义。健康保障制度的建设不是保险制度机制建立的问题，更是各个部门思想转变，功能调整的制度建设。所以说，深化"三医联动"，推进医改既是健康服务供给提升的重要内容，同时也是国家健康保障制度建设的重要基础。健康保险支付方式的改革、医养结合的探索等也需要卫生计生部门以外部门的参与，需要从制度革新上推动健康保障制度的建设。

第三章 公共卫生事件处理与服务管理

第一节 突发公共卫生事件应急管理

一、概述

突发公共卫生事件应急管理，即通常所说的突发公共卫生事件应对，包括应对准备和应急处理 2 部分内容。其定义是指在突发公共卫生事件发生前或发生后，采取相应的监测、预警、物资储备等应急准备，以及现场处置等措施，及时预防引起突发公共卫生事件的潜在因素、控制已发生的突发公共卫生事件，同时对突发公共卫生事件实施紧急的医疗救治，减少其对社会、政治、经济、人民群众健康和生命安全的危害。

突发公共卫生事件应急管理的目的是有效预防、及时控制和消除突发公共卫生事件及其危害，最大限度地减少突发公共卫生事件对公众健康和安全造成的影响，保障公众身心健康与生命安全。因此，突发公共卫生事件应急管理的范围既包括重大急性传染病、群体性不明原因疾病、重大食物中毒和职业中毒、核辐射损伤等突发公共卫生事件，还包括由自然灾害、事故灾难或社会安全等引起的各种严重影响公众身心健康的突发公共事件。

二、突发公共卫生事件应急管理的原则

（一）预防为主

预防为主是任何突发事件应对都必须首先遵循的原则，提高全社会对突发公共卫生事件的防范意识，落实各项防范措施，做好应急人员、处置技术、物

资装备、工作经费等的储备，对各类可能引发突发公共卫生事件的危险因素及时进行分析、预测、预警，做到早发现、早报告、早处置，防患于未然。

（二）报告及时

根据国家《突发事件应对法》《传染病防治法》《突发公共卫生事件应急条例》等法律法规要求，必须按照规定时限和程序进行突发公共卫生事件的报告，认真实施突发公共卫生事件、传染病疫情定期统计分析、报告反馈制度，并要对其他源自媒体、群众举报等非官方途径的突发公共卫生事件相关信息进行主动监测、核实、报告和处置。

（三）协同合作

突发公共卫生事件涉及方方面面，其应对必然是在政府统一领导和指挥下，各有关部门按照预案规定的职责，分工合作，联防联控。同时，突发公共卫生事件的应对也需要进行社会动员、依靠群众，形成群防群控的局面。卫生部门在突发公共卫生事件应急管理中要主动与有关部门进行沟通联系，建立紧密、高效的协调、联防、信息共享等工作机制。

（四）分类分级管理

根据突发公共卫生事件的范围、性质和危害程度，对其进行分类、分级管理。我国的突发公共卫生事件划分为特别重大（Ⅰ级）、重大（Ⅱ级）、较大（Ⅲ级）和一般（Ⅵ级）。针对不同级别的突发公共卫生事件，应当制订不同的应急管理方案，并对应由中央、省、市、县级政府为主，负责事件的应急处置。

（五）依法科学处置

突发公共卫生事件应急处置必须按照《传染病防治法》《突发公共卫生应急条例》、各级各类应急预案的规定依法实施，而不是凭个人经验、主观意志进行。同时，突发公共卫生事件应急处置中要充分发挥专业技术机构的作用，重视开展相关科研工作，为突发公共卫生事件的应急处理提供重要的技术支撑。

三、突发公共卫生事件应急管理的内容

根据突发公共卫生事件发生发展过程的不同阶段（潜伏、暴发、蔓延、稳定、

下降、恢复)特征,突发公共卫生事件的应急管理可对应分为预防准备、监测预警、信息报告、应急反应、善后处理等 5 大功能体系。

（一）预防准备

国家《突发事件应对法》明确规定,突发事件应对工作实行预防为主、预防与应急相结合的原则,预防准备是突发公共卫生事件应急管理最为重要的内容。预防准备工作主要包括编制应急预案和技术方案,从组织队伍、人员培训、应急演练、通信装备、器材物资、检测仪器、交通工具等方面有效落实应急防备的各项组织措施和技术措施。一旦发生各类突发公共卫生事件,能迅速组织力量,有效开展处置,最大限度地减少事件带来的危害性。

（二）监测预警

应用统一、规范的监测预警网络系统,对突发公共卫生事件的潜在危险因素、事件发生后的现场处置信息、事件发展的影响因素开展连续、系统、完整的收集、分析和报告,对监测发现的异常信号发出警告,提前制订和落实应急措施,以期减少突发公共卫生事件发生的频次,降低事件造成的危害。各级卫生行政部门根据疾控机构、卫生监督机构、医疗机构提供的监测信息,按照事件发生、发展的规律和特点,及时组织专家分析研判事件对公众身心健康的危害程度、可能的发展趋势,及时做出相应级别的预警,一般可以分为特别重大、重大、较大和一般 4 种级别,依次用红、橙、黄、蓝 4 种颜色表示。

（三）信息报告

任何单位和个人都有权向国务院卫生行政部门和地方各级政府及其卫生主管部门报告突发公共卫生事件相关信息,也有权向上级政府部门举报不履行或者不按照规定履行突发公共卫生事件应急处置职责的部门、单位和个人。报告的程序和时限、报告的内容、报告的方式根据《传染病防治法》《突发公共卫生事件应急条例》《国家突发公共卫生事件相关信息报告管理工作规范（试行）》等相关法律法规执行。

（四）应急反应

应急反应要在初步判明事件性质、级别后,立即组织人员力量实施应急响应措施，尽可能及早干预，降低事件危害程度，并随着事件调查处置的深入，不断调整完善应急措施。需要强调的是，突发公共卫生事件的应急处理必须做到统一领导、统一方案、统一发布信息，以免在紧急状况下出现行动和信息口径的混乱，对整体应急处理造成不利影响。

（五）善后处理

突发公共卫生事件结束后，应开展事后评估、奖惩、责任追究、抚恤、补助等善后处理工作，总结防控的经验教训，防止今后发生类似突发公共卫生事件或在事件发生时手足无措。

四、突发公共卫生事件的应急处置

（一）突发公共卫生事件的应急响应

医疗卫生机构不仅要做好传染病暴发流行、食物中毒、职业中毒、群体性不明原因疾病等突发公共卫生事件的应急处理工作，而且也承担着自然灾害、事故灾难、社会安全事件等突发事件发生后导致健康安全问题的应急处置。各级各类医疗卫生机构应在当地政府的统一领导指挥下，依据国家有关法律法规和当地应急预案（突发公共卫生事件应急预案、突发公共事件医疗卫生救援应急预案、各种单项预案）的规定，分级启动应急响应。

1. 医疗机构

立即启动紧急医学救援领导小组，组织专家组和医护应急小分队对病例及时进行救治，并腾出必要的病房、床位、医疗抢救设备用于突发公共卫生事件中病例的救治。同时，医疗机构应做好突发公共卫生事件和相关传染病病例报告、病例标本采集和检测送样、重症和特殊病例的转诊、组织医疗力量支援和指导基层、每日向卫生行政部门上报病例伤情和治疗进展情况等应急工作措施。

2. 疾病预防控制机构

根据事件情况和上级指令，立即组织应急小分队队员赴现场开展突发公共卫生事件的现场流行病学调查、采样检测，迅速查明事件原因，同时采取有效防控措施，防止事件的进一步发展。按照国家突发公共卫生事件报告的有关要求，及时网络直报事件的初次报告、进程报告和结案报告。

3. 卫生监督机构

主要负责突发公共卫生事件应急处理过程中，各有关单位和人员应急措施落实和法定职责义务履行的监督执法。

突发公共卫生事件应急处理完成后，所有病例均得到有效救治、疫情得到消除或有效控制，经本级政府或突发公共卫生事件应急指挥机构，或卫生行政部门批准同意，各级医疗卫生机构可终止对事件的应急响应。

（二）医疗卫生机构突发公共卫生事件应急处理的组织体系

1. 疾病预防控制机构

疾控机构是突发公共卫生事件监测预警和现场应急处置的主要专业力量，必须建立完善的应急组织体系，提高应对各类突发公共卫生事件的指挥协调能力。通常设立由本单位主要领导任组长的应急处置领导小组，在领导小组下设立专家咨询、宣传报道（风险沟通）、疫情分析、现场处置、检验检测、后勤保障等工作小组，并成立专门科室（应急办）或在挂靠科室设立专门岗位负责应急处置综合协调和日常管理工作，遵循统一领导、明确职责、协同共进的原则，有效开展突发公共卫生事件的应急处置工作。

（1）领导小组：全面领导本单位的应急处置工作，组织、指挥、协调各项应急措施的落实，根据上级部门、领导和专家的意见，及时做出应急处置决策。

（2）应急办（综合协调组）：在日常工作中负责预案编制和修订、疫情的监测预警、应急物资储备、应急队伍培训和演练等应急管理工作。在发生突发公共卫生事件时，及时向领导小组报告事件情况和事件的发展态势，提出应急措施建议，并根据领导小组的决定综合协调各工作小组开展应急处置工作，实施人、财、物等应急资源的调配。

（3）专家咨询组：做好疾病预防控制应急处置的技术参谋工作，为领导小组正确研判突发事件发展态势、制订应对策略提供专家建议；解决应急处置中的技术疑难问题，开展现场流行病学调查和实验室检测的应用性研究；及时对应急处置工作进行总结分析，开展效果评估。

（4）宣传报道（风险沟通）组：及时收集各工作小组应急处置工作信息，及时编发工作快讯、简报、新闻稿件等报道工作进展情况；开展卫生应急知识的科普宣传工作，制作各类健康教育图文资料，负责应急处置期间群众电话热线咨询的答复工作；对媒体、公众及时发布事件处置进展相关信息，开展风险沟通工作；负责应急处置工作现场摄像摄影，并做好影像资料的整理归档工作。

（5）疫情分析组：负责传染病疫情和突发公共卫生事件的应急监测，及时进行分析和预警，随时为领导小组、上级部门和领导提供各类疫情分析材料。

（6）现场处置组：按照传染病与生物恐怖、食物安全事故、突发中毒和化学恐怖、核和辐射事故、自然灾害等分类方式，从对应科室抽调相关专业人员组成若干支应急小分队，分别负责不同性质突发公共卫生事件的现场调查处置工作。

（7）检验检测组：负责应急标本的实验室检测，开展相关科学研究。

（8）后勤保障组：确保应急处置交通运输工具和通信设备正常运行，及时采购、运送和发放应急处置所需物品，落实应急处置所需经费，解决应急处置人员的食宿和交通等保障问题。

2. 医疗机构

医疗机构也可参考疾控机构应急处置组织体系的框架，成立由医院主要领导任组长的领导小组和有关工作小组，分工负责医疗救治、临床化验等辅助诊断、专家会诊、后勤保障、院感控制、疫情报告和分析、信息收集和宣传报道、病例转运和科研攻关等工作。

第二节　医院感染管理

一、概述

医院感染是当前医学界十分重视的问题，随着医院的形成而产生，随着医学的发展而变化。医院是一个特殊的环境，担负着防病治病的特殊使命，而医院感染又贯穿于疾病诊治的全过程。它的发生发展不仅与医务人员的医疗技术熟练程度、无菌操作水平、医院环境和医用设施的消毒隔离条件，以及医院管理水平有关，而且还与患者的免疫功能、营养状况及抗菌药物应用等多种因素密切相关。要提高医疗质量，保障医疗安全，必须对医院感染进行积极的预防控制。

医院感染（NI）又称医院内获得性感染，是指住院患者在医院内获得的感染，包括在住院期间发生的感染和在医院内获得出院后发病的感染，但不包括入院前已开始或入院时已存在的感染。医院工作人员在医院内获得的感染也属于医院感染。

医院感染管理是针对诊疗活动中存在的医院感染、医源性感染及相关的危险因素，运用相关的理论与方法，总结医院感染的发生规律，并为降低医院感染而进行的有组织、有计划的预防、诊断和控制活动。

二、医院感染的发生

（一）现代社会和医学发展造就了一大批免疫力低下的人

（1）器官移植学的重大突破，使各种器官移植（骨髓、肝、胰、肾、肺、心脏、角膜等）人数在全球激增。大量免疫抑制剂的使用，虽然对控制排异反应起到了显著的作用，伴随而来的移植后感染则带来新的问题。

（2）特殊病原体和新的病原体的感染仍没有很好的治疗措施。传染病和感染性疾病仍是处于第 4 位的严重疾病和引起人类死亡的首要原因。20 世纪 70 年代中期，特别是 80 年代以来，在世界范围内发现和确认的新传染病已达 40 余种。有些早已在人间存在，但原来未被认识为传染病；有些是近 20 年被发现和鉴定；还有些是过去不在人类中存在，是新出现的传染病，如艾滋病、O139 型霍乱、SARS、H5N1 型人高致病性禽流感等。尤其是后一种传染病，人类对其认识有限，其扩散迅速，至今还未发现有效的治疗方法，对人类健康发展的威胁最大。如 1981 年首次发现的 AIDS 病例，2006 年在世界上已有 4600 余万被感染者，且95%以上发生在中低收入国家，每天以超过 11 000 人的速度在上升。旧的传染病，如天花、结核、梅毒等又死灰复燃，卷土重来。再如，2019 年 12

月我国暴发的新型冠状病毒肺炎（COVID–19），截至 3 月 30 日 9 时，全国累计报告确诊病例 82 447 例，现有确诊病例 3199 例，境外输入 723 例，疾病暴发后，全国大部分省市立刻启动突发公共卫生事件一级响应。韩国、法国、美国、西班牙等众多国家随即也发生了较大的流行。截至北京时间 29 日 7 时 11 分，全球新冠肺炎确诊病例达 660 706 例，死亡病例超 3 万例。21 世纪人类同传染病的斗争仍任重而道远。世界卫生组织（WHO）及时提出："全球警惕，采取行动，防范新出现的传染病。"

（3）肿瘤、血液疾病及一些代谢性疾病的患者在不断增加，尤其是经化疗、放疗后引起的骨髓抑制、中性粒细胞下降，40% 合并感染，95% 有菌血症。

（4）社会趋向老龄化，老年患者在上升。

（二）治疗手段增加，感染机会增多

各种损伤皮肤黏膜的介入性操作和治疗增加，使感染的机会和途径增多。如外科手术学的发展，使原来不能做的手术成为可能；各种导管、插管、内镜检查技术、透析和人工呼吸装置等越来越普遍地得到应用；血管内治疗的范围不断扩大。

（三）抗生素的大量使用及不合理使用

这使细菌的耐药性增强，多重耐药菌株流行。同时给患者带来的微生态失衡、菌群紊乱和药物不良反应，增加了患者的易感性和内源性感染，给抗感染治疗带来困难。

据 2001 年统计，耐苯唑西林的金黄色葡萄球菌（MRSA）的发生率上升为 34%，欧洲为 26%。2006 年，我国一些城市统计的 MRSA 发生率，北京为 42%，上海为 62% 左右，广州为 63% 左右，西安为 82% 左右。另外，耐万古梅毒的肠球菌（VRE）、耐多药的结核分枝杆菌（MI ＞ TB）、肠杆菌、真菌等也迅速上升。人类将陷入感染性疾病无药可治的危险境地，正在为过度和不合理使用抗菌药物等而付出巨大代价。

（四）感染源集中

医院是各种病原微生物（包括耐药菌株和机会致病菌）聚集的地方，是最大的医源性感染源。

基于感染链 3 个环节的这种变化，国际医学界称"感染性疾病处于危机状态"。医院感染面临的形势更为严峻。

为了有效的控制医院感染，40 余年来，各国的医学工作者相继做出了大量的临床和研究工作，从不同的角度探索切实可行的方法，在降低医院感染发病率、节约卫生资源、造福患者等方面取得了可喜的成果。

三、医院感染的分类

医院感染可按获得病原体的来源、感染微生物的致病特点和感染部位进行分类。

（一）按获得病原体的来源分类

医院感染根据获得病原体的来源不同，可分为外源性感染、内源性感染和母婴感染。

1. 外源性感染

外源性感染也称交叉感染，是指患者遭受医院内非本人自身存在的各种病原体侵袭而发生的感染。简言之，病原体来自患者体外。一是来自其他住院患者、医务人员、陪护家属，他们可以是感染者，也可以是带菌者；二是来自医院环境和医疗器具的污染等。

外源性感染在经济落后的国家所占比例较大，往往引起感染的暴发和流行。可通过消毒、灭菌、隔离等措施和加强卫生宣传教育等工作预防和控制。

2. 内源性感染

内源性感染也称自身感染。它是指在医院内，由于各种原因，患者遭受其本身固有病原体（细菌、真菌、病毒等）的侵袭而发生的感染。简言之，病原体为来自患者储菌库，如皮肤、口咽、泌尿生殖器、肠道的正常菌群或外来的定植菌。在正常情况下，它们对人体无感染力，也不致病。在医院中，人体因各种治疗、环境等因素，免疫功能下降，体内微生态失衡，发生菌群紊乱和二重感染，或发生菌群移位，使它们成为条件致病菌而造成患者自身感染。内源性感染因其发病机制复杂，至今还未有很确切的治疗措施，发病的比率在逐步上升，成为医院感染控制研究的难点和热点。

3. 母婴感染

母婴感染指在分娩过程中，胎儿经胎盘或产道发生的感染。如母亲为柯萨奇病毒、艾滋病病毒、乙型肝炎病毒感染者或携带着，使胎儿发生同类感染。

（二）按感染微生物致病特点的分类

按感染微生物致病特点和人体对其抗力，可分为致病微生物、一般致病微生物、条件致病微生物、机会致病微生物和多重耐药细菌的感染。

1. 致病微生物感染

这是指能使宿主（包括健康者）致病的微生物引起的感染。20世纪40年代，这个概念主要是指传染病的病原菌。随着社会环境和卫生条件的改善，以及人们对它们的认识和治疗手段的提高，有些致病微生物引起的感染性疾病越来越少，尤其在医院中的传播更少。但某些细菌，如军团菌、结核分枝杆菌和非典型分枝杆菌引起的感染有上升的趋势；一些病毒，如艾滋病病毒、肝炎病毒的医院感染也屡见报道；一些死灰复燃的病毒，如埃博拉病毒出血热、汉坦病毒肺炎综合征也可殃及医院。因此，对致病微生物的感染仍然不可忽视。

2. 一般致病微生物感染

一般致病微生物感染是指在某些条件下，对健康人显示出较强的致病性，但感染的临床表现随感染部位而不同，与致病微生物引起的特定疾患有所不同。如金黄色葡萄球菌、A群链球菌等。

3. 条件致病微生物感染

一些微生物在通常情况下并不致病，在有诱发因素的条件下，特别当患者机体抵抗力下降时，它就可能致病，这类微生物为条件致病微生物。它们多半是定植于人体皮肤、黏膜等处的正常菌群。随着抗生素大量使用和医学治疗技术的进步，条件致病微生物已成为感染病原菌的主要特征。

4. 机会致病微生物感染

对正常人体无致病性，也很少有毒性，即使有毒性也是弱毒菌，故又称平素无害菌。但当人体抗感染抵抗力显著降低时，可遭受此等细菌的感染。这类微生物引起的感染称机会致病微生物感染。如自然界中广泛存在的腐生菌、一些真菌、病毒和原虫等。

5. 多重耐药细菌的感染

这主要指高抗生素压力下造成一些病原微生物产生对多种抗生素的耐药性而导致高的感染发病率和病死率。当前突出的是耐甲氧西林金黄色葡萄球菌和凝固酶阴性葡萄球菌（MRSE）、耐万古霉素肠球菌，还有铜绿假单胞菌、克雷伯菌等。这类感染带来的凶险和危害很大，是医院感染监控的重点。

（三）按医院感染的部位分类

根据医院感染发生的部位，我国《医院感染诊断标准》将其划分为 12 类：①呼吸系统医院感染；②心血管系统医院感染；③血液系统医院感染；④消化系统和腹部医院感染；⑤中枢神经系统医院感染；⑥泌尿系统医院感染；⑦手术部位医院感染；⑧皮肤和软组织医院感染；⑨骨、关节医院感染；⑩生殖道医院感染；⑪口腔医院感染；⑫其他部位医院感染。

四、医院感染管理工作程序

为建立有效而有序的医院感染管理工作，做到医院感染管理的可追溯，以下所述各项工作均应由相应职责部门完成，并做好记录存档备查。

（一）医院感染专业教育培训

由医务部、护理部、医院感染控制科组织的全院各类人员（实习人员、进修人员、工勤及相关人员）的岗前或在职培训内容和时间要求按照相关规定执行。

（二）医院感染监测

（1）医院感染控制科负责医院感染监测，每月对医院感染的发病率、漏报率、多发科室等情况进行回顾性或前瞻性全面监测。

（2）每季度对监测资料汇总、分析，并写出书面报告，向医务部呈报。

（3）根据医院具体情况每年实施 1~2 项医院感染目标监测。

（4）对医院感染监测资料实行计算机信息化管理，对医院感染相关危险因素实施实时控制。

（5）发生医院感染散发及流行和暴发时，医院感染管理三级组织应按照相关规定及时采取控制措施，有关部门予以协助。

（三）消毒、灭菌、隔离措施的实施与效果监测

（1）日常的消毒、隔离措施由各医疗科室具体实施，感染控制科监督检查，具体方法按规定执行。

（2）环境卫生学监测包括对空气、物体表面和医护人员手的卫生学监测，由感染控制员和各科室的监控护士共同实施。卫生学标准、监测时间和监测方法，参照相关规定执行。将监测结果向被监测科室进行反馈。

（四）消毒灭菌药械的管理

（1）医院感染控制科对全院消毒灭菌药械的购入、储存及使用进行监督、检查和指导。

（2）药剂科负责消毒制剂的采购及应用管理；器械科负责采购消毒设备，查验进货产品质量及合格证，并按有关要求进行登记。

（3）使用单位应准确掌握消毒灭菌药械的使用范围和方法，具体按照相关规定执行。

（五）一次性使用无菌医疗用品管理

（1）器械科负责采购、查证、质量验收、登记账册、保管物品。

（2）消毒供应室负责监测、发放、回收（参照消毒供应室相关规定程序，特殊用途导管等物品除外）。

（3）使用单位负责初步无害化处理。

（4）感染控制科负责检查监督，具体按照相关规定执行。

（六）抗菌药物的使用管理

（1）药事管理委员会负责全院临床用药的管理。

（2）药剂科定期向临床医务人员提供有关抗菌药物的信息，供临床选药参考。

（3）检验科微生物室定期公布临床标本分离的病原菌及其药敏试验结果。

（4）临床药理科、感染控制科共同负责临床药物应用监测、指导和咨询。

（七）重点部门的医院感染管理

对门诊、急诊、病房、治疗室、处置室、换药室、注射室、血液净化室、输血科、重症监护病房、手术室、消毒供应室、检验科及相关实验室、口腔科、导管室、营养室、洗衣房等各重点部门的医院感染管理，按照相关规定执行。

（八）各部位医院感染的控制

由各临床科室在发生相应部位医院感染时实施控制（包括呼吸道、胃肠道、外科切口、血管等），感染控制科进行相关的技术咨询和指导，按照相关规定执行。

（九）特殊病原体医院感染的控制

特殊病原体主要是艾滋病病毒、柯萨奇病毒、分枝杆菌、耐甲氧西林金黄色葡萄球菌、性传播疾病的病原体、破伤风杆菌以及难辨梭状芽孢杆菌等，由发生特殊病原体感染的临床科室实施控制，医院感染控制科进行咨询和指导，按照相关规定执行。

（十）医院废弃物的管理

由医院后勤部门组织实施，感染控制科进行技术指导，按照相关规定执行。

（十一）医院环境卫生保洁管理

由医院后勤部门组织实施，感染控制科进行技术指导，按照相关规定执行。

（十二）食堂及食品卫生管理

由医院后勤部门组织实施，感染控制科进行监测和技术指导，按照相关规定执行。

（十三）洗衣房的医院感染管理

由医院后勤部门组织实施，感染控制科进行技术指导，按照相关规定执行。

第三节 公共卫生服务管理

一、基层公共卫生服务管理现状

（1）服务功能。基层医疗机构一般主要开展的服务项目有预防感染、疫苗接种以及对突发事件的处理。而对于老年人的健康管理、慢性病的健康管理等还没有完全落实，还有很大的发展空间，服务项目的缺乏导致基层医疗机构已经远远不能满足人们日益增长的服务需求。一般来说，基层医疗机构的资源和技术比较落后，很多居民生病都是去城市看病，导致其没有一套比较完善的管理体系，服务水平较低，不能有效保障人们的身心健康。基层医疗机构一般很注重人力、物力、财力的投入，但是对于公共卫生服务质量不是很关注，导致服务质量一直处在较低水平。因此，基层医疗机构应重视公共卫生服务，不断提高服务水平。

（2）服务项目。现在大多数基层医疗机构都设有健康教育、预防接种以及突发事件的处理等，但是没有对患者的健康档案进行管理。例如一些老年病、慢性病等并没有引起工作人员的重视，管理不完善，导致公共卫生服务体系不全面，不能为居民的生活提供安全保障，对于公共卫生服务体系的长久发展也造成了极大的不良影响。

（3）服务人员。大多数基层医疗机构的工作人员经常都是超负荷量地工作，导致工作人员压力增大，对于公共卫生服务管理体系的要求也更高，只有不断满足管理需求，才有助于提高管理系统的效果。

（4）服务设施。现在很多基层医疗机构的各项设备设施不完善，国家对于基层的投入较少，导致机构的设施比较落后，人力物力资源都不如城市，基层医疗机构的服务水平低下，对于突发事件的处理能力也受到影响，给局面的生活以及生命健康造成很大的安全隐患。

二、基层基本公共卫生服务项目管理模式

（一）切实加强组织领导，是有序推进基本公共服务项目的基本保障

高度重视国家基本公共卫生服务项目工作，将项目工作作为政府民生工程来落实，将重点工作纳入政府年度目标责任考核内容是非常必要的。规范各级管理，明确各个卫生部门的工作职责，指导监督中心领导小组设置在卫生行政部门，由一把手任组长，切实加强对项目的统一管理和执行力度。管理部门要持续做好全区基本公共卫生服务工作的业务技术管理、指导、培训、监督检查和考核评估等；各成员单位要落实横向的协调与合作，承担职责范围内有关工作，充分发挥各专业卫生机构优势，及时报告与工作相关的信息，包括工作进展、总结报告、困难问题和意见建议等。

（二）健全指导考核机制，是提升基层医疗机构服务能力的重要措施

全方位强化队伍建设，管理部门要持续加强人员培训，务必应培尽培，注重公共卫生和临床培训的融合，使相关人员全面领会项目的内容、目标等，切实提高培训质量，可建立基本公共卫生服务项目试题库，强化考核参与培训的人员，让基层卫生人员学得懂、用得上和做得好。通过制订基本公共卫生服务项目日常工作督导方案，定期不定期对各社区卫生服务中心进行日常督导，并重视督导整改，能有效提高督导质量。加大考核力度，根据省、市文件有关要求，认真组织制订科学有效的本地绩效考核方案，注重评价过程，强调考核结果与资金拨付、评优争先和奖惩挂钩，对全区半年和年终排名靠后的机构约谈领导，以考促学。把"真实"与"规范"贯穿于项目落实全过程，同时要求各社区卫生服务中心在接受考核后及时分析存在问题，提交正式的整改报告。报告内容应具体翔实，整改措施要落实到具体时间节点，且各成员单位要择期对各中心重点及难点项目的整改情况进行复核检查，以进一步落实整改。

（三）与相关领域融合发展，是项目扎实开展的有效途径

在国家、省、市基本公共卫生服务绩效考核标准对工作指标提出了更高、更细致要求的情况下，创新和优化管理模式，统筹安排各项工作，才能有效提

高基本公共卫生服务项目工作绩效，各项工作也能相互促进、合作共赢。稳步推进基本公共卫生服务项目与家庭医师签约项目充分融合，以家庭医师团队为骨干，抓好基本公共卫生服务项目，不断规范、完善居民健康档案，提升重点人群的健康管理水平，做好服务反馈，提高居民对服务的认可度。进一步强化相关专业领域的协作支撑，依托社区网格工作、示范区建设等工作推动项目发展，并注重"互联网＋医疗"、医联体等信息化建设，促进全区基本公共卫生服务项目的质量提升，扎实推进这项重大民生工程。

三、发展策略

（1）完善相关管理体系。随着我国经济水平的不断发展，大多数人的生活方式发生了很大的转变，生活质量不断提高，随之而来的是很多人的生活压力增大，导致生活习惯不规律，多种疾病、慢性病等突然发病，对于患者的身心健康造成了很大的不良影响。因此，基层医疗机构应当提高自己的公共卫生服务水平，发挥自己的职能所在价值。

（2）提高服务的全面性。现在我国人口老龄化的进程不断加快，老年患者日趋增多，更需要基层医疗机构管理具有较高的服务和管理水平，要采取有效措施保证服务体系可以全面开展，同时还要注意保证合理有序。可以在公共卫生服务的基础上，增加对各个机构的规划，要求基层医疗机构的工作人员对老年患者进行体检，告知老年患者定期体检的重要性。

（3）加强工作人员的专业素质培训。很多基层医疗机构工作人员短缺，很多都是一人负责几个职能，工作人员本身对于专业知识的掌握能力不是很专业化，不能满足居民日益增长的需求，专业素质有待提高；基层的工资水平较低，没有比较完善的绩效考核，留不住人才，导致服务质量提不上去，影响机构的长期发展。

（4）完善设施，提高服务水平。不断完善基层医疗机构的设施设备，加大投资，增加对硬件设备的建设，把网络技术充分利用起来，提高基层医疗机构的公共卫生服务能力，促进公共卫生事业的发展。

（5）强化网络服务职能。加大对基层医疗机构的网络投入，安排专门的管理人员进行管理，做好公共卫生服务体系的服务工作，不断完善长远发展的策略，利用网络化提高机构的设施设备，加大人力、物力、资源的投入，同时不断提高应对突发公共卫生事件的应急能力，更好地保障患者的身心健康。

第四章　卫生信息管理

第一节　卫生信息和卫生管理信息

一、概述

信息技术是一门多学科交叉的综合技术，是实现信息化的核心手段。信息技术互相渗透、互相作用、互相融合，形成以人工智能多媒体信息服务为特征、具有时空维度的大规模信息网。信息科学、生命科学和材料科学构成了当代 3 种前沿科学，而信息技术是当代新技术革命的核心。信息科学和信息技术是现代科学技术的先导，是研究人类高效率、高效益、高速度社会活动信息的理论、方法与技术，是国家现代化的重要标志。近几十年来，信息技术在公共卫生领域的广泛应用，促进了公共卫生信息化的形成和发展，公共卫生与医学的其他学科一样，已步入了信息化时代。下文将从信息技术、信息化的基本概念入手，介绍公共卫生信息化的历程和当今我国公共卫生信息化体系及其主要内容。

信息技术是指在信息科学的基本原理和方法的指导下扩展人类信息功能的技术。一般认为，信息技术是以电子计算机和现代通信为主要手段，实现信息的获取、加工传递和利用等功能的技术总和。人们对信息技术的定义从其使用的目的、范围和层次不同而有不同的表述。例如：信息技术是获取、存贮、传递、处理分析以及使信息标准化的技术，信息技术包含通信、计算机与计算机语言、计算机游戏、电子技术、光纤技术等；信息技术是指在计算机和通信技术支持下用以获取、加工、存储、变换、显示和传输文字、数值、图像以及声音信息，包括提供设备和提供信息服务 2 大方面的方法与设备的总称；信息技术是人类在生产斗争和科学实验中认识自然和改造自然过程中积累起来的获取信息、传递信息、存储信息、处理信息以及使信息标准化的经验、知识、技能和体现这些经验、知识、技能的劳动资料有目的的结合过程；信息技术是管理、开发和利用信息资源的有关方法、手段与操作程序的总称；信息技术是指能够扩展人类信息器官功能的一类技术的总称；信息技术包括信息传递过程中的各个方面，即信息的产生、收集、交换、存储、传输、显示、识别、提取、控制、加工和利用等技术。

（一）分类

1.按表现形态分类

信息技术可分为硬技术（物化技术）与软技术（非物化技术）。前者指各种信息设备及其功能，如显微镜、电话机、通信卫星、多媒体计算机；后者指有关信息获取与处理的各种知识、方法与技能，如语言文字技术、数据统计分析技术、规划决策技术、计算机软件技术等。

2.按工作流程的基本环节分类

可将信息技术分为信息获取技术、信息传递技术、信息存储技术、信息加工技术及信息标准化技术。信息获取技术包括信息的搜索、感知、接收、过滤等，如气象卫星、电子仪表、Internet 搜索器中的技术等；信息传递技术指跨越空间共享信息的技术；信息存储技术指跨越时间保存信息的技术，如印刷术、照相术、录音术、录像术、缩微术、磁盘术、光盘术等；信息加工技术是对信息进行描述、分类、排序、转换、浓缩、扩充等的技术；信息标准化技术是指使信息的获取、传递、存储、加工各环节有机衔接与提高信息交换共享能力的技术，如信息管理标准、字符编码标准、语言文字的规范化等。

3.按使用的信息设备分类

信息技术可分为电话技术、电报技术、广播技术、电视技术、复印技术、缩微技术、卫星技术、计算机技术、网络技术等。

4.按技术的功能层次分类

信息技术可分为基础层次的信息技术（如新材料技术、新能源技术）、支撑层次的信息技术（如机械技术、电子技术、激光技术、生物技术、空间技术等）、主体层次的信息技术（如传感技术、通信技术、计算机技术、控制技术）、应用层次的信息技术（如文化教育、商业贸易、工农业生产、社会管理中用以提高效率和效益的各种自动化、智能化、信息化应用软件与设备）等。

（二）信息技术的特性

首先，信息技术具有技术的一般特征，即技术性。具体表现为方法的科学性，工具设备的先进性，技能的熟练性，经验的丰富性，作用过程的快捷性和功能的高效性等方面。其次，信息技术又具有区别于其他技术的特征，即信息性。具体表现为信息技术的服务主体是信息，核心功能是提高信息处理与利用的效率、效益。此外，由信息的秉性决定信息技术还具有普遍性、客观性、相对性、动态性、共享性、可变换性等特性。

（三）发展趋势

日益发展的信息技术体现出 4 大趋势：①一是高速大容量趋势，表现为速度越来越高、容量越来越大；②二是综合化趋势，包括业务综合以及网络综合的发展趋势；③三是数字化趋势，因数字设备是单元式的，设计简单，便于大规模生产，可大大降低成本，且数字电路由二进制电路组成，非常便于综合，故信息技术的数字化是必然趋势；④四是个人化趋势，使信息技术具有可移动性和全球性的发展可能，任何个人在世界任何一个地方都可以拥有同样的通信手段，可以利用同样的信息资源和信息加工处理的手段。

二、信息管理理论

（一）信息资源管理

信息资源管理是 20 世纪 70 年代末和 80 年代初在美国先发展起来的一种应用理论，是现代信息技术特别是以计算机和现代通信技术为核心的信息技术的应用所催生的一种新型信息管理理论。信息资源管理有狭义和广义之分。狭义的信息资源管理是指对信息本身即信息内容实施管理的过程，广义的信息资源管理是指对信息内容及与信息内容相关的资源如设备、设施、技术、投资、信息人员等进行管理的过程。

在不同的社会经济发展阶段和技术条件下，人类对信息过程管理的侧重点是不同的：早期，人们侧重于信息源的收集与管理，希望提高信息处理和传递效率、对信息流进行控制；当代，人们从信息利用的角度出发，对人类信息过程实施综合性管理，对信息进行优化配置，以求达到最大效益。与此对应，对信息的管理过程划分为传统管理阶段、信息管理阶段和信息资源管理阶段。信息资源管理的目标是提高管理效益，即追求"3E"：高效（Efficient）、实效（Effective）、经济（Economical）。信息资源管理的发展可以分成物理控制、自动化技术管理、信息资源管理和知识管理 4 个阶段。信息资源管理的思想、方法和实践，强调了信息资源对实现战略发展的重要性，通过信息资源的优化配置和综合管理，提高管理的整体效益，增加生产力，从而确立信息资源的战略地位；通过掌握信息、依靠信息、运用信息而提高竞争力，为信息化建设提供新的思路，强调"科学的管理要靠数据说话"。

（二）数据管理

威廉·德雷尔的数据管理理论指出，信息资源管理的基础是数据管理标准化工作，应该像识别化学元素那样识别企业管理的数据元素，没有卓有成效的数据标准化管理，就没有成功高效的计算机信息系统。该理论认为，数据元素是最小的信息单元，数据管理工作必须从数据元素标准化做起。数据管理是企业、机构或行业管理的重要组成部分，是长期复杂的工作，会遇到许多困难，持之以恒才能见到效果。

（三）"数据稳定性"理论

以詹姆斯·马丁为代表的美国学者总结出的"数据稳定性"原理指出，数据与数据之间的内在联系是相对稳定的，而对数据的处理过程和步骤则是经常变化的。

一个机构的组织结构、业务过程和活动都可能变化，但数据结构是基本不变的。通过总体数据规划建立稳定的数据结构对信息化的发展非常关键。

三、医院公共卫生信息管理系统的优化与应用

（一）规范院内公共卫生疾病监测报告流程

在 HIS 系统医师工作站中设置相关传染病、15 岁以下的急性弛缓性麻痹（AFP）、慢病相关诊断 ICD10 编码的自动识别和拦截，自动生成电子版传染病报告卡和慢病报告卡，HIS 提取患儿个人信息字段，匹配到自动生成的报告卡中，并对报告卡中的身份证号、发病日期、诊断日期信息等进行逻辑校验，对不符合逻辑关系信息或不完善信息强制要求修改，直至生成一张合格且完整的传染病或慢病报告卡。如未完成，则无法对患者进行下一步的医疗处置。其中，15 岁以下的急性弛缓性麻痹（AFP）设置为诊断后跳卡提醒，诊断医师可根据患者临床症状判断是否报卡，不符合上报要求的可关闭报告卡。临床医师在 HIS 系统完成报告卡填写后，提交到预防保健科医师工作站，经审核合格的卡片可上传至国家疾病预防控制信息系统（测试系统）和慢性病发病报告信息系统。

检验科 LIS 系统、影像部门 PACS 系统中传染病阳性检测结果以危急值的形式推送至开立医师工作站，只要该医师登陆 HIS 系统医师工作站，系统右下角会出现提示框，显示"×××危急值请处理"，半小时未处理则启动线下电话通知到医师本人，必须由医师点击查看处理后提示框才会停止。

（二）完善公共卫生信息管理系统的界面和功能设计

基于过往传染病报告管理的经验，根据传染病疫情监测质控要求，首次整合慢病报告系统，归口建设为公共卫生信息管理系统，界面分为传染病报告、AFP 报告、慢病上报 3 个版块，功能窗口分为维护模块、报卡模块、查询模块。页面设计简洁，结构清晰，方便操作。

（1）维护模块。可自行维护疾病诊断编码、诊断名称、疾病名称、疾病类型等，通过比对传染病和慢性病相关诊断库，将相关的诊断名称匹配为需上报的疾病名称，对应设置为需上报的疾病类型，如甲类传染病、乙类传染病、丙类传染病、法定监测病种、慢性病等，设置重卡判定天数和强制类型、自动弹出报卡类型，

维护模块功能改由疫情报告员自行维护，相比过去通过信息中心工程师后台实施更加便捷和高效。

（2）报卡模块。分为传染病报告、AFP报告、慢病上报，医师工作站提交的各类型报告卡以列表的形式显示在该界面，可按院区、患者类别、科室、报告时间等条件进行筛选、查看和统计，单击任何一条记录可查看报告卡及副卡详细内容，进行编辑、审核、打印，待国家大疫情接口端允许接入，疫情报告员审核后即可一键上传至中国疾病预防控制信息系统和慢性病发病报告信息系统。

（3）查询模块。可通过信息提取汇总生成传染病登记本、门诊日志、入出院登记本，包含就诊日期、患者信息、家长姓名、身份证号、年龄、性别、职业、家庭住址、发病日期、诊断日期等信息。诊断查询功能可通过不同病种、报卡类型等分类查询和统计。

（三）公共卫生信息推送平台建设

医院公共卫生信息推送分为传染病信息推送和慢性病信息推送，采用Client/Server（C/S）体系结构，以HIS数据库Oracle11g作为后台数据库存储系统，在数据库端完成卡片标准化改造，形成待上传数据中间库；使用Microsoft Visual Studio作为医院HIS系统公共卫生信息推送平台开发工具，使用C#作为开发语言，综合运用了面向对象的设计思路。

按照省传染病数据交换要求，完善传染病名称与ICD10对照转换、值域代码对照、地区编码等基础编码维护、更新工作；对医院传染病上报接口进行升级、改造，通过调用统一的WebService接口，完成医院传染病报告信息与省传染病数据交换，从而实现与中国疾病预防控制信息系统的实时数据对接。按照"地区慢性病网络直报系统"接口要求，完成信息系统改造，实现慢性病的网络自动采集报告。

四、基层医疗卫生信息管理系统的设计与构建

（一）系统设计

基层医疗信息系统通常包含以下最基本的模块：门诊医师（护士）工作站，

住院医师（护士）工作站，电子病历系统以及相关的 LIS（检验）、RIS（检查）等相关模块。以下就几个重点模块进行说明。

（1）门诊医师工作站。对于门诊患者就诊流程而言，门诊医师需要先给患者录入诊断，并且根据实际情况开具相关医嘱。如为无法确诊的患者，则需要相关辅助检查才可进行下一步诊断。

（2）电子病历系统。电子病历系统是通过信息系统对所管理患者的病程进行电子化录入，基本上包括了门诊电子病历、住院入院记录、住院病程记录、知情告知、出院记录等。电子病历最重要的设计都是结构化处理，对元素进行编辑，方便医师对病历的书写，通过以电子病历为核心的医院信息化建设与完善，可以方便调阅相关医嘱与检查检验，掌握患者的既往史，提高医师的诊治水平，最大限度地降低医疗差错。

（3）RIS 医技。整个医技检查部分包含了放射、B 超、胃镜、病理、心电图等内容，其中最重要的是要进行数据交互。这些辅助项目是支持临床诊断的重要手段，也是数据共享的关键。区域 HIS 系统的建立与实施，不仅要帮助医院进行日常工作的信息化管理，还要对数据标准、字典库、基础数据进行全面的整理，一方面要对现有流程进行信息化规划，另一方面还需要增加信息化的工作来弥补日常工作中的缺失。

（二）系统运行及维护

基层医疗信息系统的最重要部分是运维。由于医疗系统非常复杂，包含了收费、诊疗、药房药库、住院等模块，在实际使用中与上线的系统存在很大的差距，这时候就需要运维提供需求更改等。

（1）设立专门管理部门及人员，准确收集问题与需求。需要卫计部门专门设立相关的管理科室与人员，基层医疗信息系统有它固有的复杂与烦琐性，所以需要专业人员管理。同时对于临床使用的反馈问题能够快速了解与接收，问题收集得更准确，需求了解得更清楚。

（2）选择专业的医疗公司与团队。现在市场上有太多的厂家，鱼龙混杂，所以在选择时一定要先了解自家的医疗信息实际情况，选择与之相符的，切莫随意选择；专业的团队对于后期的需求修改与问题解决都能及时响应，快速地解决存在的问题，使得信息系统更加符合临床使用。

（三）医疗卫生服务系统管理优化的建议

（1）加大宣传力度，增强信息化意识。对多种媒体进行充分利用，强化信息化建设的宣传，普及信息化及知识，部分医疗单位存在年龄老化，还有医师不会操作计算机的情况，要让这一部分医师对加速推进信息化建设的必要性、重要性以及紧迫性有清晰的认识，清楚地认识到信息化建设对于支撑卫生事业跨越式发展的重要性，形成良好的环境。

（2）加大投资力度，保障信息化资金。负责卫生数据专区硬件、基础软件的采购、安装、使用，建设双活数据中心和数据级灾备中心，更是要花大资金在患者隐私保护与保证业务的连续性和卫生数据的安全性上，同时避免低水平重复建设。积极争取多方面的资金支持，保证信息化建设必需的资金。

第二节　卫生信息系统

一、概述

随着信息技术的发展，公共卫生信息化建设不断取得新的进展。公共卫生信息资源规划强调，信息资源对实现公共卫生战略发展的重要性，通过信息资源的优化配置和综合管理提高管理效益，促进公共卫生价值的实现。公共卫生信息资源规划从战略层面明确公共卫生信息化的总体战略目标，从技术层面评估信息化建设的基础与能力，评估信息化建设技术架构，并按照发展战略评估未来对信息化建设能力的需求，确定信息化建设能力差距和信息化建设发展蓝图。从管理层面梳理核心业务，确立业务架构，确立数据应用、数据需求和数据架构，建立信息资源基础管理标准，制订数据标准及管理标准体系。由此，确立了建立和完善由中央和地方有机组成的全国统一的公共卫生信息系统网络，实现信息的快速收集、综合分析、多方利用和共享，实现公共卫生信息网络横向到边、纵向到底、信息互通、资源共享的公共卫生信息化建设总目标。

二、卫生信息系统结构

卫生信息系统首先是一个系统，和任何系统一样，也是由一系列互相联系的组分组成，这些组分可分为 2 个实体：信息产生过程，卫生信息系统管理结构。通过信息产生过程，原始数据（输入）转化为管理决策制订过程能够使用的信息（输出）。信息产生过程可以分解为如下成分：①数据收集；②数据传输；③数据处理；④数据分析；⑤信息表达，以便在卫生服务规划和管理中应用。

对于信息产生过程的监控和评价，可以确保正确地输入数据能够及时产生正确的输出信息。随着规划与管理需求的改变，信息需求也在不断变化。这反过来也会影响数据收集以及其他部分。只有当信息产生过程中的每一个部分都合理地组合在一起时，卫生信息系统才能够生成高质量的信息。

这一循序渐进的过程在空间和时间上的展开方式在不同情况下并非完全一样。有些情况，为了某项决定，可能会立即在当地进行数据收集而很少进行数据处理与分析。同样，为了完成日常管理任务而制订决策的过程经常由一系列"常规程序"组成，这时数据往往直接导致一系列行动。在其他情况下，信息产生过程的每一步都在不同地点和不同时间进行。例如，有关预防保健服务使用情况的数据是在对保健对象访视时收集，每月汇总起来后由卫生机构上报到地区，再在省一级进行处理。每一年都根据这一数据计算预防保健服务覆盖率，并且下达到地方进行进一步分析及采取行动。

为了使信息的产生和处理更有效率，必须要有卫生信息系统管理结构确保资源的有效使用，从而使信息处理过程可以及时产生高质量的信息。这一结构可进一步分为 2 部分：①卫生信息系统资源；②一系列组织章程。卫生信息系统资源包括人员（例如规划者、管理者、统计学家、流行病学家、数据收集员等），硬件（例如登记设备、电话、计算机等），软件（比如有复写纸、报告表格、数据处理程序等），还有财政资源；组织章程则可以确保对卫生信息系统资源的有效使用。

建立卫生信息系统就需要以系统化方式阐明信息产生过程和管理结构中的每一组分，其最终目的是要使卫生信息系统为总体卫生体系内的决策制订过程提供专门信息支持。

三、公共卫生信息系统

（一）传染病报告管理信息系统

传染病报告管理信息系统用于获取、处理和分析法定传染病报告数据，包括传染病报告信息的采集、存储、管理和汇总分析等功能。中国传染病报告管理信息系统始于 1987 年建成单机版计算机系统。

传染病报告管理信息系统的基本流程可概括为信息采集、信息处理和信息分析利用 3 个主要活动。以年内新发病例个案报告为基础，用于法定报告传染病信息的采集、管理和分析、反馈等，通过对个案信息分病种、时间、空间等维度的统计分析，实现对疾病发病趋势的监测。信息采集阶段主要实现数据的获取，由各级医疗卫生服务机构以 WEB 在线方式填报传染病个案；信息处理包括传染病个案的查询、删除、订正、审核和更新等操作；在信息分析利用阶段，实现统计发病率、患病率、病死率、病死率等指标，汇总报表和分析报告。

传染病报告管理信息系统用户覆盖全国县级及以上疾控机构、医疗机构和乡镇卫生院。该系统通过统一的应用系统平台和基于网络的个案直接报告工作模式，实现了传染病诊疗机构直接报告，改变了原有的从医疗机构到疾控机构逐级上报模式，极大改善了报告的时效性、准确性和完整性，为及时、准确地获取传染病报告信息提供了基础条件，形成了疾病预防控制信息采集的网络直报模式。该系统的应用使疫情监测信息的快速分析、反馈成为可能，显著提高了疾控机构早期发现传染病暴发和流行的能力。

（二）慢性病监测报告管理信息系统

慢性病管理是我国基本公共卫生服务项目的主要内容。慢性病监测网络分为 4 级，医院主要报告入院治疗患者的慢性病发病、死亡信息；基层社区卫生服务机构除了报告辖区内慢性病发病、死亡信息外，还承担辖区内慢性病患者生存随访及死亡信息的核实；区县级疾控中心主要承担辖区慢性病数据的审核、查重、死亡补报与统计分析；省级及地市级疾控中心主要承担全省及相应地区的慢性病数据审核与分析。

慢性病监测报告管理信息系统主要用于各级各类慢性病管理机构对慢性非传染性疾病的病例进行患病信息登记、报告、审核管理，是医疗机构慢性病报告的监测报告系统。通过医疗机构的医师在诊治过程中对慢性病患者初次诊断时进行病例信息系统填报，使得各级疾控机构慢性病防治人员可以从系统中获得慢性病监测报告个案信息以及个案汇总数据。根据我国慢性病监测的需要，慢性病系统主要包括高血压、糖尿病、心脑血管疾病、肿瘤等病例报告、个案查重、患者随访管理以及数据质量控制和统计分析等功能。《慢性病监测信息系统基本功能规范》已作为推荐性卫生行业标准发布。

慢性病监测报告管理信息系统的使用，可以改善慢性病报告信息的收集和审核的时效性，避免或减少传统流程过程中造成的低覆盖率和统计不准确现象，提高了慢性病监测的及时性、准确性、可靠性、安全性与共享性。通过该系统的实施，提高了慢性病监测信息的收集、汇总及分析利用能力，为预测慢性病发病趋势和评价防控效果提供科学依据，为制订慢性病控制决策提供监测指标。

（三）儿童免疫接种管理信息系统

为落实《疫苗流通和预防接种管理条例》，规范全国儿童预防接种信息管理，卫生部下发文件，要求东、中、西部省份分别于 2008 年、2009 年、2010 年年底以前，90% 以上的县、80% 以上的乡完成儿童预防接种信息管理系统建设，实现接种信息的个案管理。构建覆盖省、市、县、乡、村的接种点、医院产科、医疗卫生机构、疾控机构和卫生行政部门的、统一的免疫规划管理信息网络，实现免疫规划信息共享、免疫规划工作的一体化管理。实现一地建卡、异地接种，全程跟踪流动儿童接种，提高流动儿童接种质量。并建立逐级上报的报表处理系统，通过统计分析汇总，发现薄弱环节，为管理部门提供决策依据。

系统一般基于 B/S、C/S 混合架构进行设计，客户端软件供接种单位使用，实现儿童预防接种个案信息的收集、登记、录入和网络报告，并设有免疫程序，有严格的录入控制和逻辑判断，保证录入数据的准确性。通过与平台数据互联，实现异地接种记录查询，完成流动儿童的跟踪。按照不断完善免疫规划的要求，系统应用功能进一步扩增，增加了强化免疫/临时接种管理功能、成人接种管理功能、入学入托查验管理功能，以及产院接种信息管理等。

（四）健康危害因素监测管理信息系统

健康危害因素监测管理信息系统的基本流程可概括为信息采集、信息管理和信息分析利用3个主要活动。信息采集阶段主要实现数据的获取，信息管理包括信息查询、删除、订正、校验、更新等操作。该系统主要包括食品卫生、环境卫生、职业卫生监测业务信息的报告管理。

食品卫生监测信息报告主要对蛋制品、豆制品、蔬菜类、粮谷类、水果类等12大类食品开展金属污染物、食品添加剂、农药残留、生物毒素和生物污染物5大类的污染物实验室检测，填写报告卡，并进行审核与统计。为国家制订食品相关标准提供依据，在启动食品安全风险评估后，对食品安全提供预警功能。

环境卫生检测信息报告主要登记城市的水源性传播因素报告卡和应用水基本情况，以及农村的生活饮用水基本情况调查、农村生活饮用水水源类型及供水方式调查，监测点情况和水质结果报告。通过系统可了解监测点的水源个数、供水人口数、水质检测情况（包括色度、混浊度、pH、氯化物、氟化物、重金属等40项）。

职业卫生监测信息报告主要包括尘肺病报告卡、职业病报告卡、农药中毒报告卡、有毒有害作业工人健康监护卡、作业场所职业病危害因素监测卡的报告。

尘肺病报告卡、职业病报告卡由具有职业病诊断资质的医院进行报告，农药中毒报告卡由医疗机构进行报告，有毒有害作业工人健康监护卡由职业病健康检查机构报告，作业场所职业病危害因素监测卡由有资质的职业卫生技术服务机构报告。通过系统的使用，能够及时、快速地进行职业病危害因素的监控和处置，及时掌握全省职业病发病的动态情况，为卫生行政部门对职业病的防控策略提供数据基础。

（五）专病监测管理信息系统

专病监测管理信息系统主要指对结核病、艾滋病、鼠疫等重要疾病信息进行监测报告。

1. 结核病管理信息系统

包括结核病报告卡的报告、审核，患者的病案管理，其中包括病案基本信息、"X线""痰检信息""培养信息""药敏试验信息"、季度报表和年度报表的录入和汇总统计。帮助各级结核病防治机构（以下简称"结防机构"）和各级医疗结防机构积极发现和治愈结核病患者，达到控制传染源、减少死亡和发病、保护人们健康、促进经济发展的目的。该系统与传染病报告系统共享结核病发病数据，在结核病专病监测系统中进行结核病专病管理。

2. 艾滋病管理信息系统

包括艾滋病感染者 / 患者的病例报告和报告卡的审核、订正，抗病毒治疗管理，综合监测点管理，高危人群干预和美沙酮治疗管理等。

抗病毒治疗主要收集艾滋病感染者 / 患者的基本情况，治疗基本信息，相关症状，实验室检测，既往史，用药记录，随访记录等信息，由全国各县级疾控机构及各抗病毒治疗点进行填报，通过系统数据的收集可监测患者的治疗效果，及时发现并发症和机会性感染，规范用药管理，及时采取预防控制措施。

综合监测点管理主要针对重点人群（包括暗娼、吸毒者、男性同性恋、性病门诊就诊者、男性长卡司机、青年学生)进行调查,通过系统填报相关调查表格,动态掌握危险行为，从而采取针对性的预防措施。

美沙酮治疗管理，用以各地美沙酮维持治疗门诊通过该系统上报该门诊患者一般信息、服药信息、尿检结果、实验室检测结果、随访信息、异地转诊等信息，方便各美沙酮门诊管理患者，同时各级疾控机构也能及时了解门诊运作情况、治疗人数，以及患者的维持治疗及检测等相关信息。

3. 鼠疫监测管理信息系统

通过对鼠疫的宿主、媒介和血清学进行监测，选择历史上曾经发生过鼠疫的地区作为监测点，由监测点进行数据填报，通过监测了解宿主阳性情况和变化情况，对人间鼠疫起到提示作用。系统还提供监测计划、总结的报告。

4.流感监测管理信息系统

包括流感样病例数的报告和实验室检测样本结果的报告，可以设置哨点机构开展门诊监测和实验室样本监测，采取病例个案报告、抽样检测报告。通过系统采集数据的分析，能够对流感的暴发流行提供预警功能，及时掌握流感病毒流行的优势毒株。

（六）突发公共卫生事件报告管理信息系统

突发公共卫生事件是指突然发生，造成或者可能造成社会公众健康严重损害的重大传染病疫情、群体性不明原因疾病、重大食物和职业中毒以及其他严重影响公众健康的事件。为加强突发公共卫生事件信息报告管理工作，提供及时、科学的防治决策信息，有效预防、及时控制和消除突发公共卫生事件和传染病的危害，保障公众身体健康与生命安全。

突发公共卫生事件报告管理信息系统是用于突发事件报告机构报告突发公共卫生事件发生、发展情况，包括事件基本信息、等级、发生日期、波及人数、发生原因、控制措施等。由各级疾控机构负责报告，上级疾控机构可通过系统掌握各地突发公共卫生事件发生、发展情况，对制订全国的控制措施起到了很好的作用。

（七）门户网站信息系统

2000年，我国实行公共卫生体制改革，正值互联网蓬勃兴起，全国各级疾控、监督等公共卫生行业门户网站也纷纷建立起来，新型机构的职责和职能宣传成为网站的主要定位。经历了几年的建设，第二代网站逐步出现，公共服务目标明确，网站有了明显的关注用户需求的意识，网上办事、公众互动以及信息发布质量都有明显改进。

四、卫生信息系统与卫生系统关系

卫生信息系统不能独立存在，而是作为卫生体系中的一个功能实体，包括医疗服务、康复服务、疾病预防以及健康促进服务。卫生信息系统结构应该能够为卫生服务体系中每一级的合理决策制订过程提供信息。这个卫生体系由从基层到中央的各种级别构成，每一级都有不同的管理功能、所提供的卫生服务以及可利用的资源。按照传统习惯，可以分成3个集中水平：初级、二级和三级水平。初级水平是卫生体系与卫生服务对象人群之间的联系点。其他水平——二级或地方水平，以及三级水平——不但进行规划和管理支持，而且提供专门服务。许多国家又将三级水平进一步分为区域（或省）以及中央水平。

每个级别都有其专门功能，意味着要做出一系列特殊决定，并最终提高人群健康状况。从管理角度来看，可将其划分为3种类型的管理功能：①保健对象管理；②卫生保健管理；③卫生行政管理。保健对象以及卫生保健管理功能直接与为人群提供健康促进、预防和治疗服务相关，这些功能包括区域内的卫生机构人员与社区之间的所有相互作用；卫生行政管理功能在于对提供卫生服务进行协调和管理支持。对于这些不同的管理功能要做的决定也有所不同。有时把保健对象管理以及卫生保健管理称为"运作性"决定，而把行政管理决定称为"政策规划"和"管理控制"决定。不同的功能使在每个水平上都能确定信息需求，建立数据收集方法和工具、数据传输和处理程序，并且获得适当的反馈报告。

（一）保健对象管理功能

保健对象管理的主要功能就是在初级水平以及转诊水平上为保健对象提供医疗、预防和健康促进方面的优质服务。初级水平上的优质保健要有广泛性、综合性、连续性，它的焦点是那些处于社会文化环境中的服务对象。而转诊水平上的优质保健更依赖人力与技术资源的投入。保健对象管理层面上的信息使用者是那些医疗服务提供者——医师、辅助科室人员和助产士，也包括社区卫生工作人员和传统方法接生者。设计良好的卫生信息系统，可以通过产生所需信息帮助卫生工作人员制订正确的决策，从而成为改善卫生服务质量的主要工具。

（二）卫生保健管理功能

卫生机构管理的总体目标是利用有限的资源为服务区内的固定人群提供卫生保健。卫生机构可根据资源集中化水平分为：初级卫生机构和次级卫生机构。

每种类型卫生机构的管理功能都是特定的，可将其进一步细分为提供服务功能以及行政管理功能。

提供服务功能要根据社区对于卫生单位提供卫生保健的需求来定义。初级卫生保健机构提供的是常见卫生保健服务包，其设置多种多样，如医务室、诊所、医疗中心、基层医疗单位、急救站、社区卫生中心，等等。这些不同单位的功能可能有所不同。有些情况下，初级卫生保健机构被赋予特殊的功能和活动，如妇幼保健站、结核病中心、性病诊所、计划生育门诊部等。

（三）卫生行政管理功能

卫生行政管理的目标是协调并为医疗卫生服务提供规划和管理支持。主要卫生行政管理功能包括制订卫生政策和法规、各部门之间的协调、战略规划与安排、预算与财政资源调拨、系统组织、人才培养、设备、仪器和药品的分配和管理、疾病监测、环境保护、卫生服务监督。每一个集中水平上的卫生系统管理功能都不同，它们从基层到中央进行分布。因此，其制订决策的权利也就依赖于每个国家卫生体系的行政组织方式。

（四）基本公共卫生管理功能

最近，作为向"人人享有健康"的目标努力的延续，以及对卫生服务领域中国家与私人作用进行讨论的一部分，另外一个管理功能——基本公共卫生功能被提了出来，被定义为通过运用针对环境和社区的方法，采取一系列基本和必要的行动保护大众健康并治疗疾病。功能的典型例子是疾病监测和环境保护。

五、卫生信息系统管理

虽然信息需求驱动了卫生信息系统改革，但是资源在卫生信息系统的改革和应用中同样重要。没有2个卫生信息系统是完全一样的，因为每个国家的需求和资源都不相同。但是从理论上讲，所有的卫生信息系统都需要一个管理组织，这个管理组织最少包括2个部分：卫生信息系统资源以及规章制度。这2部分构成了国家特异性，而且在广度和深度上都有所不同。最主要的资源包括人员、设备、计算机软件和硬件以及财政资源。必须建立规章制度确保对卫生信息系统资源的最佳使用。

（一）**资源需求**

1. 培训人员

卫生信息系统能够为决策制订者、管理者以及卫生服务人员提供信息支持的有效性取决于训练有素的人员。他们不仅必须掌握数据收集的机制，而且要非常熟悉病例定义以及服务标准。因此，为了卫生信息系统能够产生有效、可靠以及有用的信息，必须通过最初培训、定期进修以及定期随访监督建立和维持人员技能。

2. 卫生信息系统供给、获取以及分配

尽管卫生信息系统运行很好，要为卫生机构、地方以及国家水平提供相关信息并且及时反馈，如果在服务提供点不能收集数据，或者在地方、地区以及国家水平不能处理数据，那么它还是达不到目标。政府必须为所有级别的基本供给做经费预算，从而确保建立有效的系统。此外，要确保这些供给及时被数据收集和处理人员得到，还需要建立有效的获取、储存以及分配系统。

3. 计算机硬件、软件以及维护

20 世纪 80 年代，由于个人计算机的使用增长缓慢，计算机主要用于国家水平处理数据以及实现其他办公任务。高价位以及使用困难是造成这一缓慢增长的原因，而且由于卫生领域在国家预算中所占的份额很小，所以不可能实现办公自动化。90 年代，由于计算机性能提高、价格下降、用户增加，厂家竞争激烈，使个人计算功能广泛使用。现在，当资源充足的情况下，在地区以及地方水平上开始普遍使用计算机。

（二）**规章制度**

为了确保资源被最合理用于支持信息产生过程，必须要有一套规章制度。

1. 卫生信息系统整体管理

在改革卫生信息系统的时候，国家所要面临的首要决定之一就是把管理职责设置明确。卫生保健系统中信息系统的职责定位决定了它在公共卫生服务中的信息功能及其领导作用的重要性。经验表明，把卫生信息系统管理置于卫生部门最高层，显示了信息在规划和政策制订中的重要性。

虽然总体卫生信息系统管理定位主要是国家级别的问题，在地方水平的管理作用也非常重要。地方卫生人员不但产生信息，而且也使用信息，地方卫生机构需要数据规划和管理地方卫生服务以及分配资源。确保数据质量应该是地方卫生管理队伍的关键责任，因为他们直接控制卫生机构数据收集。

2. 定义数据收集标准

数据之间只有通过同样的方法来收集才具有可比性，或者是已经证实了2种方法可以产生同样的信息。数据收集标准包括在临床和其他服务中的确切病例。不同的技能指南必须适应所有类型的用户，所有机构都以同样的方法报告数据确实非常重要。例如，如果病例数是根据特定年龄组报告的，那么所有的机构都要遵守，否则数据就不能按照年龄分析。

3. 数据传输、处理以及报告规则

数据只有及时获得才有用。必须建立定义明确又很现实的时间表，所有卫生系统级别的人员都要根据时间表完成和提交纸张或者电子形式的报告。确定时间表对于定期反馈和监督活动同样重要，这些活动都依赖于信息的获得。

4. 保密性和隐私权

卫生保健对象的个人和服务信息不属于卫生机构，只有当获得他们明确同意和许可时才能够公布信息。作为一个原则，处理所有保健对象数据时都必须保密。在一些特殊情况下，保护公众免受重大健康威胁的责任压倒了个人隐私权。必须强制报告的特定疾病就属于此类。

5. 培训设计和标准、产物以及材料分发

卫生信息系统中的人员需要入门培训以及定期进修。理想情况下，卫生信息系统培训卫生单位人员应该与提高临床或者其他提供服务技能的课程结合起来。无论卫生信息系统经费预算高还是低，人员都应该定期而且至少每年都参加短期进修课程。培训卫生机构人员主要靠地方卫生信息系统人员完成，并由地区或者国家提供一些帮助。国家和地区卫生信息系统人员也需要广泛培训。

6. 计算机使用

在卫生信息系统中，计算机技术可以大大强化并加速数据处理以及信息表现。它可以大大减少地方、地区以及国家处理数据所需的时间，以及手工处理带来的错误机会。但这并不意味着计算机技术是万灵药，可以解决所有卫生信息系统的问题。如果卫生信息系统完全依赖计算机技术，那么系统很可能在中期就失效。因此，手工数据处理也应该被纳入所有的卫生信息系统培训教程。

7. 设备和供给的获取和分发系统

在大多数国家中，卫生部的一般财政和（或）行政管理机关负责获取和分配卫生信息系统设备和供给品（计算机、软件、印好的数据收集工具以及其他物品），因此卫生信息系统设备和供给的准则和规定和其他设备与供给的规则一样。设备应该进行标准化，为方便维护以及升级（即同样的品牌、相似的配置）。这就提供了一些保证，使部件可以交换使用。需要对软件包进行标准化，以便进行有效的人员培训。这也同样适用于印制的材料，诸如登记表、数据收集表格以及报表。同时必须建立维护和替换制度以及经费预算。

第五章　卫生资源管理

第一节　卫生人力资源管理

一、人力资源管理的定义

广义的人力资源管理，也就是人力资源开发与管理，指的是围绕人力资产的获取和提升，以及人力资产最大限度地发挥作用所开展的各项工作。卫生人力资源管理工作，既要有效保证组织目标和区域卫生事业发展目标的实现，又要能够促进卫生工作者个人的发展。

（一）人力资源概念

美国管理学家彼得·德鲁克在 1954 年出版的《管理的实践》一书中最早提出了"人力资源"这个概念。相比其他资源，人力资源的资源是"人"，它拥有的组织能力、沟通能力、逻辑能力、分析能力等素质是独特的。从广义上讲，人力资源指一定范围内具有劳动能力的人口总和，是能推动人类社会前进的拥有体力和智力能力的人的统称；从狭义上说，人力资源是指能够推动组织资源优化配置和目标实现的人的总称。

（二）卫生人力资源概念

卫生人力资源是指在卫生系统中从事服务、管理及其他相关工作的人员总称，主要包括卫生专业技术人员、管理人员、工勤人员等。通常意义上的卫生人力资源包括：正在卫生系统中工作的人员；正在医学院校学习，毕业后有可能到卫生系统工作的人员；有可能调入卫生系统工作的人员。

（三）人力资源管理概念

人力资源管理是指对全社会或一个单位的各专业、各岗位的工作人员从招聘、录用、培训、使用、晋升、调动直至退休的全过程的管理。从宏观上讲，人力资源管理是指对社会全体人力资源的管理；从微观上讲，人力资源管理是指对具体单位人力资源的管理。

（四）卫生人力资源管理概念

卫生人力资源是指经过系统专业教育和培训，用自己的知识和技能为人民健康提供服务的人。卫生人力资源管理指运用现代人力资源管理原理和技能，为了满足人民各类卫生服务需求，正确规划卫生人力资源，合理配置卫生人力资源，做好识别、培育、使用、留住优秀卫生人力。

二、人力资源管理的具体内容

人力资源管理根据其管理的环节，结合卫生事业单位的工作需要，分为职务体系设计、岗位设置与职务分析、人员规划、人员获取甄选与聘任、激励、绩效管理、薪酬组合与福利安排、人员培训与开发及组织学习、人事关系与争议处理，以及生涯管理与接任者计划多个具体环节。其中，最为核心的4个环节是获取、激励、绩效管理与开发，职务体系设计和岗位设置与职务分析是基础，为其他人力资源管理环节提供依据。

三、人力培训

（一）员工培训是人力资本再生产的重要方式。

20世纪90年代，人类社会进入知识经济时代，企业竞争的焦点不仅是资金、技术等传统资源，而且是建立在人力资本基础之上的创新能力。同时经济的全球化发展使得企业间的竞争范围更加广阔，市场变化速度日益加快，面对这种严峻的挑战，企业必须保持持续学习的能力，不断追踪日新月异变化着的先进技术和管理思想，这样才能在广阔的市场中拥有一席之地。于是，增加对人力资源的不断投资，加强对员工的教育培训，提升员工素质，使人力资本持续增值，从而持续提升企业业绩和实现战略规划，成为企业界的共识。强化员工培训，可以增强企业竞争力，实现企业战略目标；将员工个人的发展目标与企业的战略发展目标统一起来，满足了员工自我发展的需要，调动了员工工作的积极性和热情，增强了企业凝聚力。充分发挥培训对于企业的积极作用，建立有效的培训体系是达成这一目标的前提条件。

（二）有效员工培训体系的特点

1.有效的培训体系以医院战略为导向

医院培训体系根源于医院的发展战略、人力资源战略体系之下，只有根据医院战略规划，结合人力资源发展战略，才能量身定做出符合自己持续发展的高效培训体系。

2.有效的培训体系着眼于医院核心需求

有效的培训体系不是头痛医头、脚痛医脚的"救火工程"，而是深入发掘医院的核心需求，根据医院的战略发展目标预测对于人力资本的需求，提前为企业需求做好人才的培养和储备。

3.有效的培训体系是多层次全方位的

员工培训说到底是一种成人教育，有效的培训体系应考虑员工教育的特殊性，针对不同的课程采用不同的训练技法，针对具体的条件采用多种培训方式，针对具体个人能力和发展计划制订不同的训练计划。在效益最大化的前提下，多渠道、多层次地构建培训体系，达到全员参与、共同分享培训成果的目的，使得培训方法和培训内容适合被培训者。

4.有效的培训体系充分考虑了员工的自我发展的需要

按照马斯洛的需求层次论，人的需要是多方面的，而最高需要是自我发展和自我实现。按照自身的需求接受教育培训，是对自我发展需求的肯定和满足。培训工作的最终目的是为医院的发展战略服务，同时也要与员工个人职业生涯发展相结合，实现员工素质与医院经营战略的匹配。这个体系将员工个人发展纳入企业发展的轨道，让员工在服务企业、推动企业战略目标实现的同时，按照明确的职业发展目标，通过参加相应层次的培训，实现个人的发展，获取个人成就。另外，激烈的人才市场竞争也使员工认识到，不断提高自己的技能和能力才是其在社会中立足的根本。有效的培训体系应当肯定这一需要的正当性，并给予合理的引导。

（三）建立有效培训体系的基本原则

1. 理论联系实际、学以致用的原则

员工培训要坚持针对性和实践性，以工作的实际需要为出发点，与职位的特点紧密结合，与培训对象的年龄、知识结构紧密结合。

2. 全员培训与重点提高的原则

有计划有步骤地对在职的各级各类人员进行培训，提高全员素质。同时，应重点培训一批技术骨干、管理骨干，特别是中高层管理人员。

3. 因材施教的原则

针对每个人员的实际技能、岗位和个人发展意愿等开展员工培训工作，培训方式和方法切合个人的性格特点和学习能力。

4. 讲求实效的原则

效果和质量是员工培训成功与否的关键，为此必须制订全面周密的培训计划，采用先进科学的培训方法和手段。

5. 激励的原则

将人员培训与人员任职、晋升、奖惩、工资福利等结合起来，让受训者受到某种程度的鼓励，同时管理者应当多关心培训人员的学习、工作和生活。

（四）建立有效培训体系的步骤

1. 培训需求分析与评估

拟订培训计划，首先应当确定培训需求。从自然减员因素、现有岗位的需求量、企业规模扩大的需求量和技术发展的需求量等多方面对培训需求进行预测。对于一般性的培训活动，需求的决定可以通过以下几种方法：

（1）业务分析。通过探讨公司未来几年内业务发展方向及变革计划，确定业务重点，并配合公司整体发展策略，运用前瞻性的观点，将新开发的业务，事先纳入培训范畴。

（2）组织分析。培训的必要性和适当性，以及组织文化的配合是其重要的前提，否则培训后，如果造成公司内部更大的认知差异，就得不偿失了。对于组织结构、组织目标及组织优劣等也应该加以分析，以确定训练的范围与重点。

（3）工作分析。培训的目的之一在于提高工作质量，以工作说明书和工作规范表为依据，确定职位的工作条件、职责及负责人员素质，并界定培训的内涵。

（4）调查分析。对各级主管和承办人员进行面谈或者问卷调查，询问其工作需求，并根据实际说明训练的主题或应强化的能力是什么。

（5）绩效考评。合理而公平的绩效考核可以显示员工能力缺陷，在期末绩效考核完成后，反映员工需要改善的计划，能够激发其潜力，因此，绩效考核成为确定培训需求的重要来源。

（6）评价中心。员工提升过程中，为了确保人选的适当性，利用评价中心测定候选人的能力是一种有效的方法，且可以兼而测知员工培训需求的重点。对于特殊性的培训，可以利用自我申请的方式，以符合专业的需要和工作时效。

2.如何建立有效的培训体系

员工培训体系包括培训机构、培训内容、培训方式、培训对象和培训管理方式等。培训管理包括培训计划、培训执行和培训评估3个方面。建立有效的培训体系需要对上述几个方面进行优化设计。

（1）培训机构：企业培训的机构分为外部培训机构和医院内部培训机构。外部培训机构包括专业培训公司，大学以及跨公司间的合作（即派本公司的员工到其他企业挂职锻炼等）；医院内部培训机构则包括专门的培训实体，如训练队、教学班等，或由人力资源部履行其职责。

企业从资金、人员及培训内容等因素考虑，来决定是选择外部培训机构还是企业内部培训机构。一般来讲，规模较大的企业可以建立自己的培训机构，如摩托罗拉公司的摩托罗拉大学和明基电通的明基大学等；规模较小的公司，或者培训内容比较专业，或者参加培训的人员较少、缺乏规模经济效益时，可以求助外部咨询机构。

（2）培训对象：根据参加培训人员的不同，可分为：高层管理人员培训、中层管理人员培训、普通职员培训和工人培训。应根据不同的受训对象，设计相应的培训方式和内容。一般而言，对于高层管理人员，应以灌输理念能力为主，参训人数不宜太多，采用短期而密集的方式，运用讨论学习方法；对于中层人员，注重人际交往能力的训练和引导，参训规模可以适当扩大，延长培训时间，采用演讲、讨论及报告等交错的方式，利用互动机会增强学习效果；对于普通的职员和工人，需要加强其专业技能的培养，可以通过大班制的方式执行长期性的延伸教育，充实员工的基本理念，加强事务操作。

（3）培训方式：从培训的方式来看，有在职培训和脱职培训。在职教育指工作教导、工作轮调、工作见习和工作指派等方式，对于提升员工理念、人际交往和专业技术能力方面具有良好的效果；离职教育指在专门的培训现场接受履行职务所必要的知识、技能和态度的培训。离职培训的方法很多，可采用传授知识，发展技能训练及改变工作态度的培训等。在职教育和离职教育相结合，对不同的培训内容采用不同的方式，灵活进行员工培训。

（4）培训计划：员工培训的管理非常重要，有效的培训体系需要良好的管理作为保障。培训计划涵盖培训依据、培训目的、培训对象、培训时间、课程内容、师资来源、实施进度和培训经费等项目。有效的培训体系要求在制订培训计划时应当依循拟订的管理程序，先由人力资源管理部门（或者培训主管单位）分发培训需求调查表，经各级单位人员讨论填写完毕、直属主管核定后，由人力资源管理部门汇总，拟订培训草案，提请上一级主管审定，在年度计划会议上讨论通过。在培训方法方面，应当考虑采用多种方式，对演讲、座谈、讨论、模拟等方法善加运用，可以增强培训效果。同时在培训内容上，最好能够采用自主管理的方式，由员工与主管或讲师共同制订培训目标、主题，场地开放自由化，可以增加员工学习意愿，提升学习效果。

（5）培训实施：培训计划制订后，就要有组织计划的实施。从实际操作层面上讲，应该注意几个问题。

一是执行培训时最好与考核相结合，重视过程控制，观察培训过程中参训者的反应及意见。培训是持续性的心智改造过程，所以员工在培训过程中的社会化改变比训练结果更值得关注。

二是培训计划执行时应当注重弹性原则和例外管理。对于一般性的训练，可以统筹办理，由人力资源管理部门主要负责；对于特定性的培训，应采用例外管理，由各个单位根据具体情况弹性处理。

三是培训活动应注意事前沟通，营造学习气氛，从而加强学习互动，营造良好的学习氛围，逐步建立学习型组织。

（6）培训评估：培训的成效评估和反馈是不容忽视的。培训的成效评估一方面是对学习效果的检验，另一方面是对培训工作的总结。成效评估的方法分为过程评估和事后评估。前者重视培训活动的改善，从而发挥提升实质培训成效的作用；后者则供人力资源管理部门决策参考。从合理化的观点来看，最好是将两者结合起来。成效评估的方法有实验设计法、准实验设计法和非实验设计法。

四、人力资源绩效管理

人力资源管理是由一系列环节组成的统一体系，是从经济学角度指导和进行的人事管理工作，是通过招聘、选拔、培训、考核等管理形式对组织内外的人力资源进行有效的运用。人力资源管理是医院管理中实践性最强的工作，其中对人员的有效培训和准确考核是人力资源管理的重要内容。

（一）人力资源绩效管理不同于人事绩效评估

当前绩效评估风行于各种组织和管理活动中，各类绩效评估方案四处兜售，似乎采用了绩效评估方案就实现了人力资源的绩效管理。另有些人事管理者认为，在追求效率或目标激励的管理模式上加上绩效评估方案就转化为人力资源绩效管理模式，这显然是没有理解人力资源绩效管理的真正意义。绩效从字面上看是指组织实现各项职能、从事各种管理活动所取得的工作业绩和社会效能。绩效管理则既注重人的工作实绩，又强调工作业绩对组织管理活动和组织环境的影响效果。

（二）人力资源绩效管理

就是指组织、发挥人力资源在组织目标实现过程中的功效并开发人力资源对整个组织生命生长的效能。人力资源绩效管理对传统人力资源管理模式有所继承，如注重组织中人的行为因素和实际表现，强调组织目标的实现等，但更为重要的是发展和创新。

第一，人力资源绩效管理是一个整合的过程，强调组织目标、团队目标和个人目标的整合，同时也是组织内各部门共同参与人力资源管理的活动，这与人力资源在现代管理中的重要性相适应。

第二，人力资源绩效管理强调组织员工与管理者之间平等对话和相互学习，在达成共识的基础上进行契约式合作管理，这与组织结构的扁平、网络化相适应。在强调依靠团队精神提高组织竞争力的同时，对团队小组绩效和个人绩效给予同等重视，与组织成员高度的自主性和协作精神相适应。

第三，人力资源绩效管理是以促进组织发展和人力资源的进一步发展为导向，而不是对组织已取得的业绩和个人业绩的评判。这与组织的成长和人力资源的创造力发挥相适应。

五、人力资源管理核心环节的内涵

在本小节中，简略介绍人力资源管理实践中的主要环节，并重点介绍其中的职务体系设计和聘用管理、激励设计与薪酬管理。

（1）职务体系设计：是根据组织的战略目标、组织的性质、业务规模以及业务流程和标准，基于一定的组织结构，依据相关法规和政策，在相关的行政管理部门的指导下，设计规划卫生事业单位的职务种类、职务等级以及各类职务的比例和具体规模，并通过具体的岗位设置、职务分析和职务评价明确任职者的责、权、利组合。

在区域和国家的层面上，也需要进行职务体系的设计工作。一方面，需要依据国家相关的卫生人员管理部门的政策和法规，设计和调整国家和区域层面上的职务体系；另一方面，则需要根据卫生事业的发展需要及时调整职务体系，使得职务体系能够保证卫生人力资源的合理配置和有效管理。

（2）人员规划：人员规划工作是根据未来的组织发展战略和目标，结合业务流程的需要，依据组织结构所确定的主体分工体系以及具体工作对人力资源的数量和质量的要求，提出相关的人员需求规划，同时，根据组织内部和外部的相关人力资源的供应情况，分析和评估未来的人力资源的供需关系，并提出有针对性的人员总体规划以及人力资源开发与管理的相关计划的过程。其中，人员引进和晋升计划、人员开发与培训计划、人员薪酬与福利计划、人员的退出与安置计划、退休计划以及骨干人才的培养和接任者计划是相对比较重要的。

在区域和国家的层面上，人员规划以及相关的发展纲要，则需要依据区域经济和社会发展规划、卫生发展规划、卫生事业的系统性结构调整以及卫生人力资源的供求关系变化等，依据合理的人员业务负荷进行卫生人力资源的总体规划。该规划包括卫生人力资源的总体规模、结构要求和质量要求，以及相关的卫生人力资源开发、配置与管理的战略计划。

（3）人员的获取甄选与聘任：人员的获取甄选工作主要是指根据组织的发展目标和职务体系的设计，针对职务的空缺和未来人才的储备，依据组织对任职者的任职资格和胜任素质的要求，通过合适有效的途径吸引和获取相关候选人，并依据规范的流程和相应的甄选标准，综合运用人员笔试、面试、工作场景现场模拟与能力评估等多种测评和甄选手段，考察和分析候选人是否能够符合组织要求，有能力或潜力胜任相关工作的一系列活动。

聘任则是依据相关职务标准和任职资格以及胜任素质要求，对现有的在职人员和候选人员进行综合考察和评估的活动，使得任职者与职务之间能够尽可能地匹配，从而使合适的人在合适的岗位上，具体的职务平台构成的责任和权力系统有合适的人能够承担，同时也有意愿承担。

在国家和区域层面上，还可以通过调整卫生人员的准入标准，对国家和区域层面上的卫生人力资源的供求关系进行调整。但是，这种调整可能会带来多种影响。卫生行政管理部门的相关决策需要充分考虑各种群体的利益，特别是患者的长远利益，本着科学民主的态度进行决策。

（4）激励：是指如何有效利用组织的各种资源，综合使用各种激励工具和形式，调动员工内在的积极性和工作热情，使其愿意贡献自己的聪明才智。激励设计需要根据员工的内在需要，评价其主导需要，并根据需要发展情况，动态地有针对性地开发激励资源，综合运用激励手段。在卫生事业单位中，除了单位的高层管理者和人力资源管理的职能部门，其他的职能部门以及中层管理者都需要掌握激励的基本原则，给予员工及时的激励。

（5）绩效管理：狭义的绩效管理是指组织将个人的工作目标和团队的目标以及组织的目标有机相连的过程，通过绩效计划的磋商、实施和管理、绩效评价和绩效反馈4个环节确定员工的工作标准和方向，为员工提供及时的教育和指导与反馈，并依据相关的评估和基于评估基础上的聘任管理和薪酬奖励，以及有针对性的培训和开发等方法促进员工发展的活动。绩效管理则在具体的工作情境下，强化了员工和组织之间基于职务职责、胜任素质、行为规范、工作产出和工作结果等所建立的双向承诺。

（6）薪酬组合与福利安排：薪酬组合，是单位支付给员工的物质性的报酬以认可其有价值的服务，包括薪水工资和奖励性的收入支付以及福利。

薪酬设计与支付是指卫生事业单位依据相关政策和自身的总体激励设计，设计具体的薪酬战略、付酬因素和报酬因素，并综合内部环境和外部环境设计具体的薪酬水平、薪酬结构以及具体的支付方式。

（7）人员培训与开发及组织学习：人员培训与开发是指针对个人的发展需要以及组织对个人的要求，进行相关的态度培训、技能培训、管理能力开发和观念培养，以提升员工的个人人力资产、优化组织的整体人力资产结构和质量，并通过人员培训与开发提高组织绩效。与员工的个人培训与开发相联系，组织学习更加强调组织的集体学习和分享，强调通过组织学习提高员工个人人力资产，帮助员工实现个人发展。

在区域和国家的层面上，政府相关部门可以直接举办相关的卫生人力资源的开发与培育工作，或是采购相关专业机构的培训和开发服务。同时，政府可以提供相关的政策促进培训和开发工作的开展，如卫生部的医学继续教育方面的政策、卫生管理人员的培训项目等都对相关卫生人力资源开发与培训工作产生积极影响。

（8）员工关系与人事争议处理：员工关系与争议处理范围相对较为宽泛，包括员工职业关系的建设和管理，以及员工个人福利事务的管理和服务，涉及员工职业安全、员工福利、员工参与和民主管理、员工援助、纪律处分与行为纠正及人事争议处理等诸多内容。人事关系与争议处理，涉及人力资源管理的诸多环节，强调对员工合理和合法利益的保护，强调公平与效率原则，反对一切形式的歧视。在处理员工关系与人事争议等工作中，需要基于国家规定的相关的法律法规、单位与员工签订的相关合约中的规定、职工代表大会通过的相关规定，并秉持公平公正，以合作多赢的观念，保证员工利益和组织利益及客户利益多赢的原则来处理相关事务。

（9）生涯管理与接任者计划：生涯管理对于卫生事业的发展而言，是非常重要的。生涯管理是指组织基于自身的长期战略发展和对员工个人生涯发展和自身成就需要的重视，有针对性地结合组织需要和员工自身需要以及其现有的职业素质，为员工系统设计生涯发展路径，并为其提供组织层面上的导师引导、组织教育和职业生涯发展中的机会激励，以促进员工个人成长，满足员工的自我成就和自我实现的需要，并为组织的发展持续提供合格员工。而接任者计划则是在人员规划和生涯管理的基础上，针对某类关键岗位有意识培养接任者群体，并建立接任者的人才成长加速器，为其提供更为密集的生涯设计和生涯辅导服务，使组织后续发展所需要的人才不出现供应上的断层，从而使得组织发展免受人才供应不足或滞后的负面影响。

上述9个环节相互作用，从不同的环节和侧面实现对组织人力资源的有效管理和领导，在实际工作中，这9个环节的工作之间是相互影响和相互支撑的。对某一环节的制度进行变革，而不改变其他环节，可能造成改革中的阻力和障碍，而全面变革事业单位的人力资源管理制度，则可能因过于激烈而导致强烈的抵制和反对，或导致组织自身剧烈震荡而出现组织绩效严重不佳或组织崩溃等后果。事业单位的人力资源管理，需要充分考虑到人力资源管理工作的系统性、复杂性。

第二节 卫生财力资源管理

一、我国政府卫生财力保障机制构建的分析

当前，我们对经济领域的公平，比如收入分配公平讨论较多；卫生领域的公平其实也很重要，其制约着经济领域的公平。如果卫生不公平、健康不公平，也就不会实现分配的公平，两者是相互关联的。因为健康关系着人力资本，人力资本又与分配联系在一起，尤其是现代社会，人力资本甚至决定着收入差距。因此，卫生公平是重大民生问题，也是世界性难题。如何解决卫生公平问题，不仅需要借鉴国际上的做法，更重要的是根据我国的国情进行探索。

（一）构建政府卫生财力保障机制的分析

1. 政府卫生投入要立足基本国情及制度基础

我国的基本国情是仍处于社会主义初级阶段。尽管 2012 年我国国民生产总值达 51.9 万亿元（约 15 万亿美元），成为全球第二大经济体，但人均国民生产总值为 6100 美元，全球排名很靠后（为第 87 位）。因此，我国是一个从总量上看是庞大经济体，但实际并不富裕的国家。能安排多少财力用于医疗卫生方面？要回答这个问题，有学者认为需要兼顾需求与可能，不能简单地和发达国家看齐。当前我们对医疗卫生方面的需要，经常和发达国家去比较，比如政府卫生投入的占比，和发达国家相比差距很大。对此我们需要清醒地认识到，发达国家人均收入水平是我们的几倍，卫生投入也经历了长达六七十年的积累，而我国的卫生事业发展才刚刚起步，历史欠账不是一下子能偿还的，得有一个过程。因此，不能将发展中国家和发达国家作简单的横向比较。有人甚至提出实行全民免费医疗，可现实是，把财政收入全部拿来都不一定够。医疗卫生存在严重的信息不对称，花多少钱是未知数，不确定性太大。所以在这样一个国情基础上，如何考虑卫生投入？有学者认为，需要兼顾经济增长与社会发展。一是确保经济的持续稳定增长，这是政府卫生投入的基础，决定了投入财力总体有限，只能逐步增长。二是社会分配的严重不公，对政府卫生投入产生了重

大影响。社会分配呈"金字塔型"还是"橄榄型",政府在卫生方面的投入需求是完全不同的。假如是"橄榄型",即中等收入者占大多数,富人和穷人只占一小部分,则政府的卫生投入需求可能会下降;但如果是"金字塔型",即穷人占大多数,富人只是极小部分,则政府要承担的责任就会大大增加。这是政府卫生投入所要关注的焦点,必须予以更多研究,以便采取具体措施。

2. 政府卫生投入要兼顾政府财力与财政体制

2012 年,全国财政收入 11.72 万亿元,其中中央财政收入 5.6 万亿元,约占 48%。当前我国的财政体制以"分税制"为主,整体框架还是适用的,解决了财力过度分散问题,但出现了财力上收和事权下放的矛盾,导致地方财力缺口不断扩大。因此,要研究探索事权、财权、财力 3 个要素如何匹配组合的问题。对地方来讲,很重要的一点就是辖区责任。"分税制"是一种"分级吃饭"的体制,这种体制下各级财政往往都是只照顾本级,辖区责任特别是高层级政府的辖区责任履行不充分。这一体制对各级政府间卫生支出责任的划分及履行形成了基本约束,因此这应该是以后改革的方向。

3. 恰当运用转移支付制度

转移支付制度是分税制的有效组成部分,是平衡中央与地方、地方间财力的重要制度安排。当前,学界对转移支付制度的透明性、公平性、科学性等提出了一些质疑。尤其是专项转移支付,涉及各个部门的权利。实际上每个部门都希望从专项转移支付中多获取一些资金,每个部门都有自己的道理,而且似乎都是合理的,但是合起来会有谬误,是行不通的。如何改变这个状况是政府面临的挑战,专项转移支付的整合面临诸多障碍。

(二)构建政府卫生财力保障机制的策略

1. 建立与经济社会发展水平挂钩的动态长效筹资机制

与经济社会发展水平挂钩的动态长效筹资机制是全方位的,不只是简单的一个"钱"字。一是要把财力的下移与支出责任的上调结合起来,更好地做到财力与事权相匹配。更重要的是确定地方政府卫生支出的"辖区责任",规范地方政府间财力分配和支出责任,要有纵向和横向的财政平衡,而不仅仅是本级的财政平衡，尤其强调省级财政要对辖区内各级政府承担全面的财政平衡责任，保证各级政府基本的卫生支出责任落实。二是把税收收入分享机制的调整和包括公共产品产权收入在内的非税收入划分结合起来，保证基层政府财政收入来源的稳定性和充裕性。三是增强政府卫生支出的长期规划和年度增长的均衡性，避免受宏观调控政策的影响，时而扩张、时而紧缩。其实，借鉴教育的办法，通过立法的手段确定政府卫生支出比例是非常困难的。因为财政的钱就像水库里的水，想从水库里多放水，如果渠道不畅通，那么，水要么漏掉，要么浪费掉。只有先修好渠道，再放水的时候才会滴水不漏。同理，政府卫生支出比例是次要的，关键是要把体制机制建好。而体制、机制建设不是一蹴而就的，需要时间。

2. 完善转移支付制度

转移支付有纵向的，在我国实际上也有横向的（如对西藏、新疆、四川地震恢复重建的对口支援），这也是我国转移支付的一种特殊方式。可以考虑加大横向的卫生转移支付力度，完善经济发达地区对欠发达地区的"对口支援机制"。同时，横向的转移支付要与纵向的转移支付结合起来，特别是完善省及省以下转移支付制度。另外，要恰当运用一般转移支付和专项转移支付2种制度，明确卫生因素在一般转移支付中的占比，并重视卫生专项转移支付制度的过渡作用。要引导社会的投入，政府可以利用行政（准入）、经济（财政税收）等手段，引导和鼓励社会资本进入医疗卫生市场，既能与政府投入共同承担资源配置功能，也能利用竞争机制，促使医疗卫生资源提高使用效率，最终有利于卫生公平的实现。

二、基层医疗卫生机构财务管理存在的问题与对策

（一）基层医疗卫生机构财务管理存在的问题

1. 财务的管理职能正逐步弱化

（1）随着业务收入及财政拨款的单位增加，其支出也不断加大，基层医疗卫生机构财务人员工作重心不得不转移到会计基础核算。一些地方的基层医疗

机构实行集中会计核算,即卫生行政主管部门成立会计核算中心,负责所辖行政区域的乡镇卫生院会计核算、报表编制等财务相关工作。一个核算中心往往只有几个财务人员,得负责几十个单位的票据审核归整、凭证编制、报表编制、上报以及应对各项检查,部分地方核算中心的会计人员还兼任政工人事及统计工作,财会人员的大部分时间和精力被上述工作占用,对所管理单位的财务管理有心无力。

(2)财务人员因鲜有学习、进修机会,加上日常工作繁忙,自我学习时间少,缺乏财务管理相关知识、技能。

(3)财务管理的价值难以得到领导的认可和重视。

1)单位负责人对财务工作的认识仍停留在"核算和记账"这一职能上,对财务管理的内容和价值以及财务管理疏漏带来的风险认识不足,因此,很多领导对财务管理口头重视,少有落到实处。

2)随着基层医疗机构职能的变化,单位负责人的工作内容由过去单纯的医疗业务管理扩充为医疗业务管理、公共卫生管理、健康扶贫管理等,以上工作都是上级部门对基层卫生机构进行考核检查的主要内容,在年终目标考核分值中所占比重大多在90%以上,单位领导把以上工作作为其管理工作的重中之重,加上基层卫生单位领导多是本单位的业务骨干,容易重业务、轻管理。

2. 会计人才不足

会计人员少,经过专业学习的会计人员更少,具有一定综合能力的财务管理人员紧缺。

(1)基层医疗单位现有财会人员少,多数财会人员都由非财会专业人员担任。经过专业学习的会计人员与单位个数的配置占比不足20%。

(2)综合能力是指财会人员的书写能力、语言表达能力、沟通合作能力、组织协调能力、解决问题能力以及对事务的评判能力等。随着基层卫生机构的发展,需要既具有较强的业务能力,又具有较强综合能力的财务人员为其稳定、长远发展"保驾护航",但面临的实际问题是具备这些综合能力的财会人员少之又少。

3. 财务管理制度执行率低

基层医疗卫生机构财务管理制度随着单位的不断发展已逐步完善，然而，很多制度依然停留在纸上，部分制度虽有执行，但"无奖轻罚"，对按制度执行的部门奖励很少甚至没有奖励，而对违反制度的部门或员工惩罚较轻甚至不惩罚，使得制度的执行率很低。

4. 固定资产管理粗放

（1）由于基层医疗机构长期以来未对固定资产进行台账和卡片管理，同规格同品种固定资产与财务账面的固定资产难以对应，故其清理工作难度大；基层卫生单位很少清理固定资产，为固定资产管理留下了后患。

（2）多年来，由于固定资产核销程序烦琐，一些单位固定资产账目"只进不出"，导致固定资产账面与实物出现差异。

（3）部分地区实行集中会计核算，固定资产的核算与管理工作相互分离，再加上固定资产使用人或管理人对固定资产概念的理解与会计核算中固定资产的概念不同，致使固定资产使用人或管理人未将在会计核算时已记入固定资产的、单位价值较低的大批同类物资作为固定资产，当这些物资出现毁损时，未按程序报请财务核销，从而导致固定资产账实不符。

（二）基层医疗卫生机构财务管理存在问题的解决策略

（1）通过分析审计报告、财政监察检查报告以及纪检监察等提出的问题，提示单位领导这些问题会给单位带来的风险，并提出合理性、建设性的建议，使其意识到财会工作不仅仅是简单的记账、核算，还在于其管理所带来的价值，并让其充分认识到财务管理是单位业务正常开展和医院规范化发展的重要保证，让领导从思想上增强对财务管理的重视。

（2）通过向上级主管部门上报财会人员需求申请，并经相关部门审批后，公开招聘财会专业大专院校毕业生，根据单位对财务管理的需求，定期或不定期对其进行专业培训，使其具备胜任单位财会工作的业务能力，并逐步充实到会计队伍中；加强财务管理人才的培养，让具备较强综合能力的财会人员从繁杂的会计基础工作中脱离，把工作重心转移到财务管理上来，为医院的持续稳定发展提供规范化管理保障；建立员工学习、创新激励机制，鼓励员工包括财会人员通过各种方式加强自身学习，不断更新知识，以适应当前医院的发展；对单位建设发展提出合理化建议且其建议被采纳后对医院发展确有实效的员工包括财会人员，纳入年度考核评优并给予物质奖励。

（3）通过对各项制度的条款进行分解，针对每一条款制订相应的分值或奖惩办法，将得奖分值与年终考核挂钩；单位与全院职工就制度条款签订告知书，并按条款严格执行，单位按月执行奖惩。

（4）对于固定资产管理，首先，对固定资产的账面和实物进行一次彻底的清查，制订详细清查方案，对账面与实物能完全对应的固定资产，登记台账和卡片，并将卡片粘贴到固定资产的显眼位置；对账面与实物无法对应的固定资产，视其具体情况估计对应关系，登记台账和卡片；对有实物而未入账的固定资产，查清来源，确定其入账价值，登记台账和卡片；对单位价值较低的大批同类物资，采取按购入时间设置编号等方式登记台账和卡片；对于账面上有而没有实物的固定资产，按程序报经批准后进行核销。其次，编制固定资产目录，同一类型的固定资产按照购进时间先后对每一项固定资产进行编号，建立固定资产台账和卡片，详细记录每项固定资产的供应商、生产商、生产日期、规格型号、价值、使用年限、使用部门或使用人、维修记录等；明确使用人对固定资产的管理职责，做到实物管理、台账管理、卡片管理、会计核算相互衔接、彼此对应。

三、试论新政府会计制度下基层医疗卫生机构财务管理

（一）加强财务管理的意识

基层医疗卫生机构的管理者必须意识到财务管理的重要性，尤其是在新会计制度施行后，对财务管理工作提出了更高的要求，所以要建立各种针对性财务管理制度，细化各种财务工作规定，提高财务管理的水平。

（1）基层医疗机构应当组织财务人员进行新会计制度的培训和新知识的学习，定期组织相互交流，提出疑问，讨论解决，提高财务人员处理问题的能力和综合素质，转岗素质较低的财务人员。还可以让财务人员岗位轮动，相互监

督和制约。

（2）基层医疗机构的管理者应增强财务管理的意识，有了良好的财务管理模式，资金不仅能更好地运转，更能发挥良好的效应。具体可以建立标准的财务相关业务的处理流程，制订针对性的财务制度，比如针对政府采购，可以建立一套审批和采购流程；针对费用报销，可以制订细致的报销制度，使财务管理工作得到有效落实，逐步做到事前和事中控制。

（3）加强财务预决算管理，新财务会计制度更加明确了在收支明细方面的编制。财务人员应当对每年的财务收支进行合理分析，对照每年年初的预算进行比较，熟悉整个机构的收入支出情况，及时发现不合理支出，严格把控基层医疗卫生机构的财政收支情况，掌握资金运转情况，促进基层医疗机构的正常运营。

（二）建立健全和有效实施内部控制

近几年，财政部对行政事业单位的内部控制逐步重视，年末新增了事业单位内部控制报告填报软件。内部控制包含的内容比较多，包括预算业务、收支业务、政府采购业务、资产管理、建设项目、合同等，要求内部控制覆盖全范围、全过程、全体人员，而财务管理部门是内部控制的牵头部门，由此可见内部控制对财务管理起着重要的作用。针对基层医疗的内部控制，从实施过程的实际情况看，特别要注意以下几点：

（1）基层医疗机构作为事业单位，有其自身特点，应从本单位的实际情况出发，建立一套符合自身发展要求的内部控制体系，及时发现问题，及时修正问题。

（2）基层医疗机构的规模较小，人员较少，可能会一人多岗，但是在关键岗位设置上，还是要注意不相容岗位相互分离，划分明确的职责权限，工作机制上形成相互制约和相互监督。

（3）基层医疗机构的采购业务比较细小繁多，如果没有合理的内部控制，容易出现问题。明确相关人员的职责权限，设置合理的请购和审批流程，对于超预算和预算外的采购事项应履行预算调整程序，经领导审批后再行请购。

（4）对于基层医疗机构的资产管理，要保证资产的完整性，完善药品及各种材料的入库和领用流程和手续，建立药品及材料的日常管理制度和定期清查机制，采取药品、材料记录和实物保管相分离，定期盘点，财、实核对，确保安全完整。

（5）基层医疗机构财务监督不到位的情况，多数是由于人手不足，专业力量薄弱等原因，对此可以成立内部监督联合小组，或者可以和同区级其他基层医疗机构相互监督，定期或不定期检查内部管理制度的执行情况，从而履行相应的职能，及时发现自身存在的问题并提出改进建议，使内部控制有效施行。

（三）加强医保费用的管控

对于医保费用的管控，一方面要加大医保政策宣传力度，另一方面基层医疗机构的管理者要转变思想，扭转控制医疗费用会影响医疗收益的观点。首先，树立控费意识是做好控费工作的前提；其次，可以把医保超标额度纳入绩效考核范畴；最后，要加强医保报销的审核，控制医保费用的不合理增长。这样在保证患者需求的同时，加强了医保费用的控制。

（四）加强信息化建设的关联性

基层医疗机构的信息化使各项工作更精细化，不管是财务还是非财务数据都必须有效和正确，客观和完善。当前基层医疗机构要运用信息化的手段，使各项业务数据关联起来，实现各项数据的交互应用，提高财务管理的水平和效率，同时更全面更可靠地为管理者提供决策依据。首先，在功能上，系统不再是一个功能单一的系统，可以把基本医疗、公共卫生、电子病历应用、收费管理、物资管理、财务管理等基本功能综合在一起，效率更高地完成机构的全部业务管理。其次，在架构上，可以是集中式的信息系统；在软件上，可以有区级卫生管理部门进行实时监督功能，通过平台，实现业务协同和数据共享。因此，实现财务信息资源的共享科学化、精细化，提高基层医疗机构的财务管理水平，必须要加强信息化建设，加大信息化建设的关联性。

第三节　卫生信息资源管理

一、概述

公共卫生信息内涵起源于 18 世纪末 19 世纪初的公共卫生概念很大程度上等同于环境卫生和疫病预防的策略。传统意义上的公共卫生建立在预防医学的基础之上。随着社会不断进步，特别是人类疾病谱、医学诊疗方法以及医学模式的变革，公共卫生早已超出了预防医学的范畴。2003 年，我国副总理兼卫生部部长吴仪在全国卫生工作会议上对公共卫生给出一个定义，即公共卫生就是组织社会共同努力，改善环境卫生条件，预防控制传染病和其他疾病流行，培养良好卫生习惯和文明生活方式，提供医疗服务，达到预防疾病，促进人民健康的目的。随着公共卫生基本内涵的不断延伸和发展，可以总结出现代公共卫生的基本特点。

（1）公共卫生的最终目标是促进居民健康，特别是延长人均期望寿命。

（2）以人群为主要研究重点。

（3）公共卫生的实质是公共政策，必须得到政府强有力的领导和相关的法律法规保障。

（4）公共卫生是一个社会问题而非技术问题，公共卫生的实施涉及社会的方方面面，因此应加强医防结合和多部门参与，强调社区的广泛参与。

（5）应有接受过良好教育和多学科背景的公共卫生队伍作为支撑。

因此，公共卫生信息内容应该涵盖人的整个生命周期中与健康相关的信息，即涵盖人从出生到死亡整个生命周期中所遇到的健康和疾病问题相关信息，以及针对一系列健康问题的预防、医疗、保健、康复、健康教育等方面的卫生服务信息，同时还应纳入影响居民健康活动的政策、法规、监督、管理信息，兼顾影响健康的相关外部因素信息，如政治、经济、文化、地理、环境等。

二、公共卫生信息分类

根据业务领域不同，可以将公共卫生信息划分成免疫规划、职业卫生与职业中毒、实验室管理、突发公共卫生事件、公共卫生资源、妇幼卫生、传染病监测、慢性病监测及健康相关危险因素监测等大类，每个大类下面包含若干子类和小类。

根据数据来源，可将公共卫生信息划分为 2 大类：一是基于人群的信息，包括人口普查数据、户籍/民事登记数据和人群调查数据；二是基于机构的信息，包括服务记录（机构）、资源记录（管理）和个体记录等数据。依据信息所有权划分，有学者将社会信息资源划分为私人信息资源、政府控制信息资源和开放信息资源：私人信息资源一般是指由私人生产和提供的信息资源，其生产成本由私人承担，采用等价交换的市场供给方式，这里的私人并非指个人，而是指除政府之外提供信息的个人、商业实体或非政府组织；政府控制信息资源一般是指政府为了维护公共利益和社会公平而通过特定的途径收集并管理的信息资源；开放信息资源指向所有人开放，在使用时仅会要求注明出处等义务要求，其信息来源可以是私人的、政府的、商业的以及社会组织的，而且通常会定时更新并提供便捷友好的数据界面，以保证信息利用的最大化。

依据数据收集和储存模式，公共卫生信息可以被划分为 3 大类：集成式、分布式和开放共享式。集成式指信息管理对来自不同卫生信息源的数据用 1 个数据库或数据仓库框架进行组织，形成一个单一的大的信息系统，以实现各个子系统中卫生信息的整合、互联共通以及有效利用；分布式信息管理是将数据分布式存放，让个体自己控制数据，只在有需要的时候才使用；开放共享式指所有组织、机构、个人都可以是信息的发布者，也可以是信息的获取者，这些数据可以是私人的、商业性质的或政府控制的，信息在一个平台上实现交流共享。

依据开放共享程度划分，无论是私人信息资源还是公共信息资源，都可细分为开放共享信息、部分限制获取信息和限制获取信息。依据这种控制权分类以及公共卫生信息的内涵，可将公共卫生信息分为私人拥有的卫生信息和政府控制的卫生信息。私人拥有的卫生信息和政府控制的卫生信息均可进一步分为开放共享的卫生信息和限制获取的卫生信息。

当然，除了以上4种分类方式以外，还有很多其他维度的公共卫生信息分类方式，诸如按照信息产生的来源进行分类，可以分为自然信息和社会信息；从信息产生或针对的时间来分类，可以分为历史信息、现时信息和未来信息；按人对信息的感知方式分类，可以分为直接信息和间接信息；按信息运动状态分类，可以分为动态信息和静态信息；按信息逻辑层面分类，可以分为语法信息、语义信息和语用信息；按信息产生的先后及其加工深度分类，可以分为一次信息、二次信息和三次信息等。

三、相关管理模式的实践

（一）集成－封闭式

我国的"传染病网络直报系统"是典型的基于集成－封闭式模式的信息管理系统。传染病网络直报是综合利用计算机技术、网络技术和通信技术，构建信息平台，实现传染病个案从基层到国家的实时报告、动态监测和实时统计。信息的查询和数据库的使用集中于传染病报送系统内部，不同层级的报送机构仅对本层级区域内的数据享有使用和分析的权利。

（二）分布－封闭式

医院信息系统（HIS）是典型的基于分布－封闭式模式的信息管理系统。这个系统利用计算机软硬件技术、网络通信技术等现代化手段，对医院及其所属各部门的人流、物流、财流进行综合管理，对在医疗活动各阶段产生的数据进行采集、储存、处理、提取、传输、汇总、加工生成各种信息，从而实现院内全面的、自动化的信息管理。但是同样，信息的查询和数据库的使用集中于医院内部，且往往各医院的数据库建立在互不兼容的软、硬件平台，医院之间乃至医院和上级卫生信息管理部门之间通常无法实现数据的联通和共享，降低了数据管理和使用的效率。

（三）集成－开放式

厦门市2009年启动的"区域卫生信息共享系统"是典型的基于集成－开放

式模式的信息管理系统。该系统以新的现代服务理念为指导，将各级医疗机构和社区形成一个整体，利用先进的网络信息集成共享技术，建立一套区域协同医疗公共服务集成平台和运行机制。系统的特点体现在 5 个统一上：统一的数字化集成平台，连接全市所有医疗机构的信息系统；统一的医疗专网，联通全市所有的医疗机构；统一的数据中心，存储全市市民医疗和健康信息；统一的市民电子健康档案，使政府能够对市民从胚胎到死亡全生命周期进行健康服务和管理；统一的市民健康卡（医保卡），为全市所有的医疗机构实现"一卡通"。该区域卫生信息共享系统也实现 3 大共享功能，即市民完整的就诊信息和体检信息等健康档案记录的共享、妇幼保健数据档案的共享、城市公共卫生数据档案的共享。

（四）分布－开放式

美国健康与人类服务部建立的"Health Data.gov 数据平台"是典型的基于分布－开放式模式的信息管理系统。以健康相关数据共享和再利用为核心，进行相关业务梳理，有序开展卫生相关数据中心的整合，提供"一站式数据下载"服务，确保数据及时有效，实现数据共享与再利用。这项计划提出，利用整体开放的网络平台，公开卫生相关信息、工作程序和决策过程，以鼓励公众交流和评估，增进信息的可及性，增进与机构、部门和各级政府间的合作，推动信息管理向开放、协同、合作迈进。Health Data.gov 网站创建的首要目标是提供易于发现、访问和理解的数据，并使用高价值、可以机读的数据库，改善数据的利用率，提升信息利用效率。网站提供各种数据及标准数据接口，方便用户下载数据，参与卫生相关事务，提供反馈意见和建议，消除政府、专业机构和公众之间的信息不对称问题。

四、对公共卫生信息管理的建议

（1）在对公共卫生信息管理利用需求进行完整而系统的分析基础上，实现信息的分类管理。

我国公共卫生信息收集及利用涉及的机构众多，信息种类庞杂。其中，社会及广大公众对生命质量登记、疾病预防控制、公共卫生服务以及卫生监督等信息有着强烈的知情需求。对广大医疗卫生工作者有工作指导和借鉴功能的信息，在充分保障个人隐私和数据安全的基础上应当采取分布－开放式的管理模式，数据在各个专业机构收集和存储，同时提供统一集中且用户界面友好的数据获取途径和共享机制；对于居民健康档案相关的以个体为单位的疾病、健康以及卫生服务使用方面的公共卫生信息，为了保障信息内容规范和完整，且能够为不同卫生相关专业机构按需使用，应采取集成－开放式的管理模式；对于涉及个体详细信息且关系到国家健康安全方面的信息，如传染病的个案数据库等公共卫生信息，可以采取集成－封闭式的管理模式，信息有统一采集和储存渠道，且集中在系统和组织内部，由专门的技术人员进行共享和分析；对于各个机构内部与业务工作流程及管理相关的数据信息，可以考虑采取分布－封闭式的管理模式，信息局限于组织机构内部收集、交流和使用。

（2）信息的开放带来信息利用效率的提升，但同时应当兼顾信息安全。

科学数据最大价值的实现是在数据的流动和广泛应用过程中，政府最需要做的是统筹规划科学数据的管理，充分发挥各个部门的作用，利用行政、财政等手段和政策、法规保障信息畅通，使科学数据不会被"截留"或"囤积"。只有把全社会与公共卫生相关的机构、专业团体和个体都纳入到公共卫生信息网络共享体系，才能在数据－信息－知识－理论－决策－效益链的各个环节上发挥各自的才华，把公共卫生数据流动过程中和数据应用过程中的各种价值充分挖掘出来，并最终造福大众健康。在强调数据开放和共享的同时，信息的安全性也不容忽视，应依据公共卫生信息的管理模式分类，对数据进行安全分级，哪类信息具有更强的指向性和排他性，则这类信息的安全级别就应该更高。哪些数据只供政府及卫生行政部门掌握、哪些数据需要公共卫生专业人员深度挖掘、哪些数据可供公共卫生网络平台公开发布，这些都需进行相应的安全分级界定。同时对个体信息而言，相关法律法规需要界定居民健康信息的合理使用范围，相关机构和人员应当承担合理使用的健康信息义务，超出合理范围的使用应当被认定为非法利用他人隐私。

第六章　卫生政策研究

第一节　卫生政策研究纲领

一、卫生政策研究主导思想

卫生政策是社会为了满足人们的医疗卫生需求而采取的行动方案和行为依据，其目的是研究社会如何以合理的方法，在能承担的成本下达到高质量和高数量满意服务所需的各种方法。因此，卫生政策的研究应在充分研究、分析、认识卫生政策的主体、客体、运行机制等基础上，关注社会及卫生改革与发展的热点、难点等若干卫生问题，切实解决真正关系到大多数人医疗卫生健康的问题和困难，并对其进行实施、控制、评价和监督反馈的运行过程。具体如：城镇医药卫生体制改革中如何用比较低廉的医药费用使人民得到比较优质的医疗服务，农村卫生改革如何建立基本实施齐全的农村卫生服务网络和较高素质的农村卫生服务队伍，如何建立以大病统筹为主的新型合作医疗制度和医疗救助制度，如何建立公共卫生和应急机制体系，卫生投入与费用结构问题，医疗保险与卫生服务问题，"入世"挑战与医疗开放问题，卫生改革与产权制度问题，医院补偿机制与治理"以药补医"等。

二、卫生政策研究目标

卫生政策为卫生事业的发展指明方向、为卫生领域的活动提供指南、为卫生资源的配置提供指导、为直接或间接利益相关群体的利益调节提供杠杆，以达到在现有的卫生资源、卫生状况、国民的健康水平、现行的卫生管理体制和运行机制等条件下，最大限度利用现有资源水平提高资源利用效率，最大可能提高国民健康水平，最快速度推动卫生事业发展的目的。这是卫生政策的客观作用。此外，通过卫生政策，可实现执政者或权力中心开办卫生事业、提高国民健康水平从而保护劳动生产力、保证社会再生产能力，以及维持社会稳定、推动社会向前发展的主观使命。因此，卫生政策研究的目标是通过综合运用多学科的知识和方法，确定正确的价值取向，依循科学的政策制订程序研制高价值的卫生政策，完成卫生政策主观使命的同时发挥卫生政策的客观作用，以更快推动卫生事业的发展。

三、卫生政策研究原则

（一）目标原则

卫生政策是国家或地区发展政策的一部分，是依据信息分析和决策中心的意图确定改善人群健康状况的目标和重点，以及实现这些目标和重点的途径。卫生政策的具体目标往往不止一个，但都会围绕最终的目的有所选择。例如，中国在 20 世纪 90 年代末的卫生工作方针"以农村为重点，预防为主，中西医并重，依靠科技进步与教育，为人民健康服务，为社会主义现代化建设服务"，就是根据我国当时卫生事业发展中存在的一系列现实问题和矛盾，依据中国现时的发展水平、技术和条件，遵循卫生事业发展方向制订出来的。

（二）系统原则

从系统发生论的观点出发，可以把卫生政策看作政策主体、政策客体与政策环境相互作用的产物。卫生政策系统的运行实质上就是政策主体、政策客体与政策环境相互作用的过程，它是由信息、咨询、决策、执行、监控和评价等子系统构成的一个有机大系统，表现为一个系统的不断输入、转换、输出的过程。首先，卫生政策环境把种种要求和支持传导给政策主体，从而输入政策系统；这些要求和支持通过政策系统内部转换，变成政策方案输出，作用于环境，引起环境变化，产生新的要求；这种新的要求反馈到政治系统，进一步导致政策输出。在这种循环往复中，政策便源源不断地产生，政策系统的运行得以持续进行。它的实际运行则表现为政策制订、执行、评估、监控和终结等环节所组成的活动过程。卫生政策主体、政策客体与政策环境以及政策系统的各个子系统之间相互作用，使得政策系统呈现为封闭的、动态的、循环往复的运动过程。因此，坚持系统的原则是卫生政策过程的本质要求。

（三）民本主义和人本主义原则

所有的社会政策都是与价值关联的，中立的社会政策没有意义。因卫生政策涉及的是公众的生命和健康，更要关注价值取向。公共政策往往需要在健康、财富、安全、和平、平等和自由一类的价值中做出取舍。选择哪一种价值并不仅仅是技术判断问题，往往需要伦理推导。因此，政策价值观与伦理的关系问题在卫生政策制订中占有极为重要的地位。综观世界各国社会政策背后的价值类型，总共有4种，即民本主义、官本主义、人本主义和事本主义。通过分析中国社会政策发展背后的价值基础可以发现，在经济发展和民众意识觉醒这两股强大势力的推动下，中国社会政策在价值观念上必然会有所转变，但是，中国社会政策由官本主义和事本主义转向民本主义和人本主义的转变还有很长的路要走。因此，着眼于中国的社会制度、卫生事业性质、卫生事业发展、卫生政策实践、国民健康需求等，中国的卫生政策研究要遵循民本主义和人本主义原则。

四、卫生政策研究功能定位

卫生政策是各层次的执政中心或决策中心，如国际组织、国家、地区用以引导卫生事业发展方向、调节卫生资源配置、协调各利益群体利益、矛盾等，以最终维护社会稳定、推动社会发展的手段或途径。当前，随着市场经济和社会各领域的发展，卫生工作也面临着更加紧迫的形势和更加艰苦的任务，在社会主义初级阶段基本国情的基础上，构建符合社会主义市场经济要求的卫生体系，研究符合市场经济和人民健康要求的卫生政策，关系到人民群众的切身利益，关系到整个卫生事业的发展方向。因此，为了优化卫生政策功能，必须对新形势下卫生政策研究的地位和角色有合理的定位。这就要求我们在合理界定政府角色和职能、坚持政府适度干预的基础上，发挥各种政策工具的作用，促进卫生领域的变革。

首先，卫生政策的研究要转变观念。转变观念，要牢记卫生工作全心全意为人民服务的宗旨。实践已反复证明，当我们把群众关注的基本医疗需求，改善服务态度，提高服务质量，降低医疗费用，方便群众就医作为改革的出发点，就会受到群众的欢迎，卫生事业改革与发展就顺利。反之，则困难重重。转变观念，要进一步解放思想。对经济体制转轨时期出现的一系列新情况、新问题，用过去的旧眼光、旧观念是无法认识和理解的。卫生改革相对滞后的一个重要原因是我们的思想不够解放，观念滞后。如果再不转变观念，卫生事业的持续发展是没有出路的，卫生改革也永远走不出被动和困惑的局面。那么这就要求首先确定卫生政策研究的基本出发点。

其次，卫生政策研究要遵循市场经济规律。卫生政策研究必须以市场经济的发展规律作为自己行为的前提，以政策功能的发挥去弥补市场机制的缺陷，强化市场机制的积极效果，促进市场经济体制的提高和完善，而不是限制市场经济的发展。

最后，卫生政策本身必须不断改进、完善与发展。对卫生政策的制订来说，决策的科学化、民主化、法制化是其必然要求。在卫生政策本身科学、正确的前提下，其功能的发挥还必须遵循科学的程序。在政府管理过程中，卫生政策功能的发挥应遵循程序正义的要求，其程序必须具有合法性、合理性和有效性，在市场经济下，能够约束政府的随意行为，提高卫生政策的实际执行效率。

五、卫生政策系统

卫生政策系统是卫生政策运行的载体，是政策过程展开的基础。卫生政策作为整个卫生事业的核心部分，其构成内容十分丰富。卫生政策的系统构架至少包括以下内容：

（一）卫生政策的要素构成

1. 卫生政策目标

卫生政策是为实现一定的卫生工作目标而制订的，卫生政策必须先有目标，没有卫生工作目标的卫生政策是没有任何实际意义的。因此，卫生政策的目标是形成卫生政策的基础。

2. 卫生政策价值

包括卫生政策对社会或有关部门的价值分配和执行卫生政策带来的价值。实际上，卫生政策归根到底是对社会或有关部门的某种价值的调整和再分配。

3. 卫生政策内容

卫生政策内容是指卫生政策内部所包含的卫生政策主体、政策客体、政策价值等组成的内部系统，是卫生政策价值的具体体现。具体包括：卫生政策主体、政策客体、政策价值、政策目标和具体内容规定、政策原则、政策方法、政策措施、手段和方式、障碍与控制、政策评价、政策效益、政策的适应范围及其要求等。

4. 卫生政策形式

卫生政策形式是政策的外部表现形式。常见的政策表现形式有法令、法规、规划、计划、制度、方针、措施和条例等。

5. 卫生政策效果

通常把卫生政策的效果分为社会效益和经济效益 2 个方面。不同的卫生政策有不同的效果，效果的大小、好坏是判断和评价卫生政策成败的依据。

6. 卫生政策的主体和客体

卫生政策的主体是卫生政策的制订者，客体是卫生政策的实施对象。没有主体和客体的卫生政策是不存在的。

7. 卫生政策环境

分为自然环境和社会环境 2 大部分。自然环境主要是指地理地貌、区域面积、气候条件、山川河流等，它对卫生政策具有影响或制约作用；社会环境主要包括政治状况、经济状况、文化状况、教育状况、法制状况、人口状况、科技状况等，它对卫生政策有着更为直接而重要的影响。

（二）卫生政策的周期构成

1. 卫生政策制订阶段

卫生政策制订阶段是整个卫生政策运行过程的核心部分。在卫生政策制订阶段，卫生政策主体充分运用多学科的知识和方法、调查研究技术，依靠由各种专家组成的智囊团或咨询组织，运用科学的思维、决策方法，从各种预选方案中选择出符合国家政策总要求的卫生政策方案，并报请决策者最后择定并颁布。

2. 卫生政策执行阶段

卫生政策执行阶段是卫生政策周期中最关键的阶段，包括执行的准备阶段、实际执行阶段和执行的结束阶段。

3. 卫生政策评估阶段

卫生政策评估是政策过程的一个重要环节。只有通过政策评估，人们才能够判断一项政策是否收到了预期效果，进而决定这项政策是应该继续、调整还是终结。通过政策评估可以总结政策执行的经验教训。

4. 卫生政策监控阶段

卫生政策监控是政策过程的一个基本环节，贯穿于政策过程的始终，制约或影响着其他环节，起着重要的作用。在政策的制订、执行、评估等环节中，由于信息不充分、既得利益偏好以及意外事件等，使得政策方案不完善、误解、曲解、滥用或执行不力等，将直接影响政策本身的质量及执行结果。因此，必须对政策过程的各个环节尤其是政策的制订和执行环节加以监督和控制，以保证制订出尽可能完善的政策，保证正确的政策得到贯彻实施，并及时发现与纠正偏差，以提高政策绩效，实现政策目标。

5. 卫生政策终结阶段

任何一项卫生政策都只能是在有限的时间和空间内发挥作用，没有一项卫生政策可以长久不变。卫生政策终止是每项卫生政策必经的最后一个阶段，它的意义在于防止卫生政策僵化，催生充满活力的卫生政策。

（三）卫生政策的类型

1. 指导型卫生政策

这是党和政府的领导决策系统制订的卫生政策。它规定卫生工作的方向和指导原则，是卫生总政策。

2. 法制型卫生政策

这是国家权力决策系统制订的卫生政策。通常所说的卫生法律法规就是法定化的卫生政策,它的作用在于消除卫生政策执行中的人治因素,变人治为法治。

3. 实施型卫生政策

这是政府授权的卫生行政部门的行政决策系统制订的卫生政策。它具有明显的执行性,较大的选择性、灵活性和时效性等特点。

第二节　政策问题根源分析

一、基本概念

(一) 政策问题影响因素

在政策问题的影响因素中,依据专业知识和对该特定问题所在系统基本运作规律的认识(经验),可以大致判断,哪些影响因素对问题产生和发展是不可缺少的,如果缺少了这些因素,问题和影响因素之间的关系链可能就难以维系,即所谓的直接影响因素;哪些因素是通过直接影响因素作用于问题的产生和发展,缺少了这些因素,问题和影响因素之间的关系链仍然能够继续,这类因素即所谓的间接影响因素。针对不同影响因素,可以推导出相应的治标性政策思路。

(二) 政策问题根源

当某些影响因素的进一步关系在一定条件下能够被穷尽,这些因素可以被认为是特定问题的根源,即难以通过"逻辑、专业知识和对所在系统基本运作规律的认识(经验)"寻找到进一步的影响因素时,或者某些影响因素之所以出现,是由于不符合社会发展的合理进程(所谓"不符合社会发展的合理进程",是指社会的发展和变革符合潮流和规律,但是某个局部滞后于这类变革和发展),这样一些因素也可以认为是问题的根源。针对根源可以推导出治本的政策思路。

(三) 政策问题形成机制

指特定政策问题在根源作用下、在直接影响因素促发下的发生发展及其后果或危害的过程，即阐述"政策问题—根源—影响因素—危害"之间的相互关系。针对形成机制能够推导出标本兼治的政策思路。

（四）政策问题根源分析

是指针对特定的政策问题，运用公认的科学方法和逻辑步骤，定性定量明确其根源和影响因素，并明确问题—根源—影响因素间的关系，即形成所谓的形成机制。

二、定性推导问题根源

依据"政策制订科学程序"，本环节是在政策问题已经明确的基础上，进一步分析和研制特定政策问题的根源和形成机制，为政策思路和政策方案的研制提供依据。因此，本环节前承"政策问题确认"，后续"政策方案研制"，通过科学的政策问题根源分析，为两环节之间架起逻辑上相连的桥梁。

推导政策问题根源分析，以获得特定问题的根源、直接影响因素和间接影响因素，以及形成机制，并从定性和定量2个方面得以明确。可以通过以下逻辑相连的步骤来实现：①明确"问题确认"环节所提供的信息基础。②系统搜寻影响因素：a.确定特定政策问题坐落范围；b.系统搜寻政策问题影响因素。③确定问题根源：a.确定影响因素与政策问题关系；b.确认根源、直接和间接影响因素。④明确问题形成机制。⑤定量论证问题根源：a.定量评价各种影响因素对政策问题影响程度，在各类因素中确定优先顺序。b.论证各方对政策问题根源、直接和间接影响因素及政策问题形成机制的接受程度。以下将就每个步骤详细加以讨论。

（一）明确基础

（1）检查确定前一环节"政策问题确认"所提供信息是否完备：科学确认了政策问题，以及该问题的①管辖部门（潜在的政策制订者、执行者、利益团体等）；②严重程度和对社会目标的影响程度；③在多个政策问题中该特定问题的优先顺序；④进行了定性定量描述与论证。

（2）明确界定政策问题在社会系统中所属的子系统：依据上述信息，尤其是论证的结果，可准确界定政策问题的具体政府管辖部门。如果政策问题是"社会性"的，那么"管辖部门"就应该是一级政府；如果政策问题明确为政府中的一个权力或职能部门管辖，那么问题就是部门性、行业性或曰领域性的，涉及的就是社会系统中的某个子系统。

根据对子系统（以下为叙述清晰方便、接近习惯，将社会子系统称为领域）在社会系统中地位和作用的认识，结合政策问题的具体表现，如"医疗费用过快增长""卫生人员数量、结构不合理"等，运用简单的归纳、演绎方法，可以比较方便地确定政策问题的政府管辖部门。这个过程的结果其实在"政策问题确认"环节中已经明确，这里之所以再将其定位于某社会子系统，是为运用运作规律分析某领域（子系统）的具体政策问题做准备。

（二）系统搜寻影响因素

1. 确定特定问题坐落范围

（1）搜寻与政策问题能够"匹配"的概念、指标：将"政策问题确认"环节所确定的问题及其严重程度和社会影响与指标比照，寻找能够解释或"匹配"问题的概念、指标。在这个建立"匹配"的过程中，政策问题的表现形式是最基本的信息，有的问题根据这些信息就能找到可"匹配"的概念或指标，有的问题还要结合严重程度，才能明确其可"匹配"的概念或指标。

（2）确定政策问题坐落子模，明确问题的内涵和相应表达方式：按照"指标—概念—子模"的层次和对应关系，解释或表达政策问题的概念或指标属于哪个子模，政策问题就坐落于哪个子模。如果说上一步是以问题的表现形式为线索，寻找其所在的范围或子模，那么，至此对该问题的性质、内涵和相应的表达方式等的认识就可得到全面明确。但是，个别概念和指标在不同子模中有重复，也就是同一概念可用于解释不同子模，这时要确定政策问题坐落的具体子模，还需要结合对系统运作规律某些细节的实际了解。

（3）确定问题和该子模中其他概念的关系：确定了政策问题在宏观模型中坐落的子模，一方面，明确了用于解释问题的概念及其一系列表达指标，用这些概念和指标可以进一步对问题的性质、内涵和表达方式做全面系统的描述。

另一方面，因为解释子模的概念及其指标有多个，并且彼此之间同样存在着内在联系，所以确定了解释政策问题的概念以后，借助专业知识和经验，可以确定问题与子模中其他概念的关系。因为对事物的认识总是螺旋式上升、不断深化的发展过程，所以在这样的推论过程中，有的概念及其指标就当前的认识水平而言，可能找不到与政策问题逻辑联系的证据，可以暂时舍弃、不予分析。

上述操作过程的流程：（指标→）概念→模型表中子模→模型图中子模。

之所以将问题置于模型图中的子模，是要为下一步系统搜寻政策问题影响因素做准备。

既然已经确认政策问题属卫生部门管辖，对于坐落范围（子模）的考虑，通常可以直接在几个内部子模中（组织、行政、资源、过程、系统和健康结果等）进行搜索并予以定位。如果坐落于外部子模中，政策问题可能与卫生系统有一定关系，但起码是卫生系统不具备独立解决的能力，需要与其他政府部门协调解决。这时运用卫生系统运作规律虽然也可以发现一定的影响因素，但系统性和完整性上肯定会存在问题，超出本部分讨论范围，不予展开。

如对于"卫生人员数量、结构不合理"问题，"结构不合理"还可进一步明确是年龄、性别结构，还是职称、学历结构不合理等，以这些具体的表现方式，到模型表中进行搜寻，可以发现"人力之量""人力之一般特征"和"人力质量"的概念，以及其中的"年龄、性别""教育程度、资历"等指标，能够对问题予以很好的解释和表达，而这些概念和指标处于结构子模的资源子模，在卫生系统宏观模型中坐落于"资源"子模。

再如，"医疗费用过快增长"问题，模型表中能够解释的指标为"费用负担"，按照"指标—概念—子模"对应关系，该指标表达的是"经济可及"，并可进一步归到"可及性"概念。而在表中有 2 处涉及"可及性"概念，分别归属于不同的子模（过程和系统结果），所以还需加以明确：医疗费用是在服务过程中发生的，但是医疗费用过快增长能成为政策问题，意味着大多数消费者都有相同的费用感受，表现为医疗机构运作过程导致的系统结果。因此，可以断定政策问题归类于"系统结果"子模，可用该子模中"可及性"概念的经济可及性加以解释。后一个例子反映出，在确定政策问题坐落范围时，往往还要求对系统运作规律有细致的认识和体会，否则难免定位错误。

从上述阶段性步骤中可以看出，遵循卫生系统运作规律，确定特定卫生问题坐落范围，形象地说就是确定政策问题在卫生系统宏观模型中坐落子模的过程，模型构建中已经体现了层次分析的思想，所以实际操作时基本是按照既定思路（指标—概念—子模）进行逻辑推论，方法并不复杂。如果对系统分析尤其是层次分析熟悉、对卫生系统运作规律理解深刻、经验丰富，操作起来会更加方便。

确定问题与子模中其他概念的关系，也是结合直接和间接经验的逻辑推论过程。而对推论结果的论证方法，以定性、半定量方法为主，如意向论证、文献论证和专家咨询等，专家论证方法因时间、人力等方面都比较节省，并且大都经验丰富，所以可作为主要的方法考虑。具体的，可通过召开座谈会的形式（焦点组访谈法、团体列名法），或采用 Delphi 法等。当特定问题与其他概念间关系不是特别清晰时，综合运用各种论证方法比较稳妥，但最终保留或剔除哪些（个）概念，还是要以论证结果为准。

2. 系统搜寻政策问题影响因素

系统搜寻是在与政策问题有关（直接或间接）的各个子模中进行的，在每个子模中采取的方式是相同的，即按照"概念—指标（—因素）"的顺序"逐层"进行。也就是在子模中的工作内容和方式是相同的，一个明确了，其他的也就清楚了。阶段性步骤更多地是从反映子模间的顺序和关系角度设立。

（1）在政策问题坐落子模中搜寻：按照上述思路原理，前一步骤在已明确"政策问题性质、内涵和表达方式"基础上，对问题与子模内其他概念及其指标的关系业已确定，此时的工作就是罗列归纳出相应的影响因素。

（2）在与政策问题坐落子模直接相关的子模中搜寻：遵循卫生系统宏观模型中所表达和限定的子模间的关系和顺序，下一步搜寻政策问题影响因素的工作，就是在箭头直接指向问题所在子模的子模中进行。以阶段性步骤第一步（即上一步）所确定的概念及其指标，在本子模中逐个寻找最"匹配"、逻辑上能最好解释的概念和（或）指标，其内容和方式与上相同。如卫生系统宏观模型图所示，这时所涉及的子模往往不止一个。

（3）进一步搜寻：继续按照模型所规定的子模间关系，在其余相关子模中搜寻政策问题影响因素，得出各子模的影响因素，其方式和内容同前。

（4）对各子模搜寻所得政策问题影响因素进行总结归纳：结合各子模的搜寻过程分别予以归纳。

系统搜寻政策问题影响因素，是对层次分析思想的具体体现和落实。按照上述思路和步骤，其中主要的方法为逻辑推理。

（三）确定问题根源

1. 确定影响因素与政策问题关系

如果对卫生系统宏观模型和系统运作规律足够熟悉，在前一步系统搜寻政策问题影响因素时，对关系链的结构框架、内容和相互关系，已经可以形成一个基本的构想。此时借助这个明确的关系链，可以对问题和各种影响因素之间的关系有一个清晰的基本了解，而各子模内影响因素相互之间的关系，也可以在系统搜寻因素过程中已基本明确的基础上，从关系链的"全局"角度审视以得到进一步明确。

本步骤的具体操作，就是以卫生系统宏观模型为框架，将前一步骤系统搜索所得的影响因素标注在相应子模内，形成政策问题与影响因素关系链。以宏观模型规定的子模相互间的关系，可大致解释各子模中影响因素与政策问题的关系以及影响因素之间的关系。

此处的"关系链"，并不仅仅是指简单的直线"链条"关系，更多的是卫生系统宏观模型所示的"网状"关系。为表达方便，统一使用"关系链"概念。在归纳和标注影响因素时，是简单的机械操作，不需特殊方法；在解释各种关系时，是以宏观模型和运作规律为依托，进行逻辑演绎。

2. 确认根源、直接和间接影响因素

相对而言，前几步的工作虽然也要以运作规律规定的内在联系为基础，但步骤内的工作基本是自成体系的，比较孤立、散乱或以"机械"的操作为主。

而本步骤的工作必须以问题与因素的关系链为主线，将各种影响因素有机连接在一起，综合考虑其对关系链稳定程度的影响，并按照既定标准（定义）进行归类。从这种意义上说，对影响因素的归类是一项综合性的工作，无严格阶段性步骤的划分。

如果对关系链的构成足够清楚，那么从逻辑关系角度，因为"根源"找不到进一步解释的因素，其本身已处于关系链的末端，可以先将符合"根源"定义的因素划归出来，这个工作结合前两步"系统搜寻"和"关系链建立"的过程和结果，可以方便地完成；而那些"不符合社会发展的合理进程"的因素，一个是数量少，另一个是因为其"特殊"，所以判断起来也比较方便。而间接影响因素是通过直接影响因素起作用的，由此应先推断确定后者，然后再以"逻辑、专业知识和经验"为基础，将前者划归到相应直接影响因素下。

本步骤是按既定标准对影响因素类别逻辑推断的过程，运用的是基本的演绎方法，并未涉及特殊方法。

上一步骤中关于问题与因素间关系的认识和解释时所遇到的困惑，此时因为因素所属类别及因素间关系的明确而相应得以明确，随着下一步的完成，基本可从理论上得到完整确定。

（四）明确问题形成机制

按照上述清晰思路进行操作，构建政策问题形成机制时，仍然以逻辑演绎为主，不需其他特殊方法。在建立形成机制模型时，可借鉴现有的模型分析和建立方法。

总结前述各步骤对问题、问题的根源、直接和间接影响因素的分析推断，可将问题出现的作用机制过程描述如下，并由此推导出"医疗费用过快增长作用机制模型"。

鉴于政府财政对卫生机构投入的逐渐萎缩，医疗机构将其补偿的重点放在服务收费上。对医院机构而言，物价部门控制的医疗服务收费标准总体呈下列状况：劳务无价可言，原有的老项目收不抵支，高、新项目收费相对较高。另外，被允许在处方过程中收取药品差价。于是医疗机构很自然地将补偿建立在能增加收益项目和药品差价上。高消费人群如公费患者的存在，使这一补偿变成现实，于是分解收费、普设高新项目、高价药、大处方、追求药品扣率和诱导服务等现象成为全国医疗机构的普遍行为。形成过度和超前的医疗消费，医疗费用上涨和资源浪费就成为社会性问题。社会各方负担加重，如财政（公费医疗支出），企事业（劳保医疗支出）和各类消费人群。财政投入更为不足，于是形成一轮又一轮的恶性循环。物价对原有收不抵支的收费标准严控，医院等进一步从药品和有收益项目获得相应补偿，加重了上述恶性循环。究其根源是政府财政投入不足，直接影响因素是物价部门所定的收费标准不合理、允许获取药品差价、医院的顺应和逐利行为。

（五）定量论证问题根源

按照上述思路，如果只是要明确各因素对政策问题影响程度的相对大小和优先顺序，即进行定性（半定量）评价和排序，则两者是同时进行的，不分阶段性步骤。如果是通过定量评价各种因素对政策问题的影响程度，以确定各因素的优先顺序，则可分为 2 个阶段性步骤：

一是评价各种因素对政策问题的影响程度：运用定量手段和方法，对各因素的影响程度进行定量测定。

二是确定各类因素中的优先顺序：依据上述测量结果，按照各因素对政策问题影响程度的大小，可以方便快捷地排列出多个根源或直接影响因素的优先顺序；也可排列出各个直接影响因素中多个间接影响因素的优先顺序。

本步骤中，定量评价可以单独使用，也可与定性评价结合进行。需要注意的是，各种定量方法都是认识事物的工具，因此对结果的解释必须结合具体情况。在此，就要结合定性推论的结果，起码要符合逻辑，在现有认识水平上能够解释，而不能有冲突。由此看来，定性、定量方法互相补充、相互印证是非常有必要的。

确定影响因素的优先顺序，是以其对政策问题影响程度的定量评价为依据的。定量评价的方法可以分为 2 大类：一类是确定各影响因素对政策问题影响程度相对大小的方法，另一类是确定影响程度绝对大小的方法。

政策研究中常用的方法，属于第一类的如意向论证、文献论证、专家咨询等。

若调查内容分等级收集资料、确定优先顺序时，可以定量确定各种因素对政策问题影响的相对大小和优先顺序。

现有政策学著作中多位学者提及的"确定政策问题原因"的方法——层次分析方法，也属于这一类。

层次分析方法为世界各国的政策研究人员广泛采用，主要用于政策方案的择优。其基本思路是，明确问题中所包含的因子及其相互关系，将各因子划分为不同层次，从而形成多层次结构。通过对各层次因子的比较分析，建立判断矩阵，并通过对判断矩阵的计算将不同政策方案按重要性大小排序，为最优方案的选择提供依据。从该思路中可以看出，将其应用于综合判断影响因素对政策问题影响程度（重要性）的相对关系是可行的。层次分析法的基本步骤可参见有关章节和书籍。

此外，不同的学科背景下，还有多种方法可借以确定影响因素对领域内政策问题影响程度的相对大小，如公共卫生领域中，可借用多因素分析的方法（多元 logistic 回归、多元线性回归等），以综合判断多个因素与政策问题的关系；通过分别计算单个因素与问题的相关系数（直线相关或等级相关）、联系强度（相对危险度 RelativeRisk，RR 或比值比 OddsRatio，OR）等，也可根据数量关系确定影响程度的相对大小。

上述各种方法及类似的方法，实际上已是对影响因素与政策问题关系的定量描述，只不过还没有把某种因素对政策问题影响程度的绝对大小表达出来，第二类方法即是用于确定这种绝对大小的方法。按照同样的思路，可以进行单因素的评价，也可进行多因素的测量，前者如借用流行病学中人群归因危险度（PAR）和人群归因危险度百分比（PAR%）的计算，后者如非条件 Logistic 回归的进一步应用。非条件 Logistic 回归模型除可方便地得到比数比 OR，测量某因素与政策问题的联系强度外，还可根据拟合 logistic 回归模型的结果，形成相应的回归方程。运用回归方程，可以计算出某协变量（影响因素）有无（水平高、低）时，目标变量（政策问题严重程度）的值。这样，PAR、PAR% 计算公式中的两部分都可得到，差值、概率的定量表达得以实现。

此外，运用各种方法得到的相对危险度 RR（或 OR），如果其他条件满足（影响因素的暴露率），都可经过简单的计算转换得到上述"率差"和"概率"。具体公式参见流行病学教材。

运用意向论证、专家咨询、文献论证等方法，在研究者、制订者、执行者和政策对象中，对上述所得根源、直接、间接影响因素及作用机制的结果进行是否认可和接受的调查。调查问卷的设计可以运用"是"与"否"的定性方式，也可按梯度收集认可和接受情况的半定量资料。对调查结果的综合分析、运用现实数据（如文献资料、现有常规统计资料或专题调查资料等）模拟、作用机制订性模型基础上的定量推导和模拟，可得定量结论。

第三节　卫生政策制订科学程序

一、定义和总体思路

（一）定义

所谓的政策制订科学程序，是指一整套制订高价值政策的思路、过程、步骤和方法。从这个简单的定义中可以看出，政策制订科学程序具有 5 个特征：一是制订高价值政策是该程序的基本目的，因此，程序中的核心思想将是表达如何才能制订高价值政策；二是这个程序是一个过程，而这个过程始终是围绕如何达成基本目的展开的；三是这个过程可以分解为若干个逻辑相连的步骤，每个步骤均具有各自的目标、操作思路和常用方法，制订高价值政策有赖于各步骤目标的实现；四是高价值政策源于科学制订，政策制订过程是一个科学思考问题的过程，或者说是以科学研究为基础的思考问题过程；五是高价值政策需制订者和研究者共同努力、各司其职，政策制订者的职责是科学地制订政策，而研究者则为科学制订政策提供合理依据。

（二）基本框架

总之，政策制订科学程序试图提供的是政策制订者和研究者双方优势互补、互为支撑的思路、过程、步骤和方法。该程序包含7个步骤、政策环境分析和政策制订与研究优势互补机制。

政策制订科学程序的主体是7个逻辑相连的步骤：①政策问题确认。明确在特定领域内究竟存在多少问题，众多问题的优先排序，关键问题进入政策议程的可行性等。②政策问题根源分析。明确问题的根源、影响因素和形成机制。③政策方案研制。研制治本、治标和标本兼治的政策方案。④可行性论证。对政策方案的政治、经济、技术、文化等方面做出估价并比较择优。⑤政策执行。明确逻辑严密的政策执行程序。⑥政策系统评价。以检验政策思路、明确政策目标达成情况和政策的社会效果。⑦确定政策走向。明确政策的归宿。其中，每个步骤中均存在着相应的难点，需要政策制订者和研究者共同努力、相互协调和优势互补，即政策制订与研究优势互补机制。而政策环境分析用以确认政策环境对每个步骤的约束。

政策制订科学程序也是政策研究的总体指导性研究方法，揭示了围绕制订高价值政策这一目的。完整的政策研究包含主要研究目标和研究内容的范围，同时，7个逻辑相连的步骤构成了完整的政策研究的纵向技术路线。程序中的每一步骤，均有各自希望解决的重点问题，有相应的技术要求和特定的研究问题，既可以是某个单项研究的主题，也可以是完整政策研究的一个组成部分。为明确每一步骤的重点问题，依据相应的技术要求和特定的研究问题，可灵活选用相应的研究方法、论证方法、资料收集方法和分析方法。

（三）总体思路

卫生系统是社会的有机组成部分之一，但是这个系统本身的构成非常复杂。从职能划分，卫生系统可以包含宏观全局，特定领域，如医疗、预防、保健、康复、农村、基层、药品、医保、人事和特定人群与特定疾病等。特定领域还可以进一步细分成具体职能；从管理层次划分，包括国家、省（市、自治区等）、市（地、区）、县（市、区）、乡（镇、街道）、村（里委）等；从卫生服务有关对象划分，包括各级组织、提供、支付和消费者四方；从资源配置角度，俗称有医疗卫生服务的人力、物力、财力、信息和管理；从医疗卫生服务的过程来看，包括结构、过程和结果 3 个阶段。

上述复杂构成中的某个部分或全局，可能是特定政策制订者的职能范畴，或者是特定政策研究者的研究领域。人人都知道，任何范畴或领域都存在问题；人人也知道，一口吃不成胖子，那么多的问题不可能在短期内解决。但是很少人确切知道在一个特定的时限段内、特定领域中究竟存在哪些问题，尤其是这些问题的优先顺序，也即在这众多问题中，何谓第一关键问题、第二关键问题……

明确在特定领域内：①究竟存在多少问题；②问题的优先排序；③进入政策议程的可行性等，是政策制订者迫切想掌握的，应成为政策制订者和研究者共同努力的目标，只有这样才能做到主次有序，抓住工作重点。这个过程称为"政策问题确认"。这是针对问题导向型政策而言，对于未来导向型政策问题的确认思路，将在后续的步骤和方法中介绍。政策研究者应该围绕之展开研究，尤其要关注"明确数量、理性界定、定量论证"，这是政策研究与高价值政策制订建立密切关系的起点。政策制订者需要在理解其"迫切"基础上，组织、引导政策研究者展开超前的研究。

明确问题并不意味着问题的解决。医学上，病因不明和发病机制不清的疾病往往疗效欠佳，因为病因不明意味着缺乏治本的治疗方法，只能"头痛医头、脚痛医脚"。同理，在实践中，如果政策问题的根源和形成机制不清，就无法形成治本的策略而导致政策效果不佳。这时，如果政策制订者也同样"头痛医头、脚痛医脚"，其政策和政策效果将成为社会和舆论抱怨的"诟病"。

因此，如何针对特定的政策问题，明确其根源、影响因素和形成机制，是政策制订者和研究者需要共同努力的第二步，这一步称为"政策问题根源分析"。对于政策研究者来说，正如医学上探索"病因和发病机制"造就了无数科学大师一样，特定政策问题的根源分析也是政策研究中极富挑战性的工作。其具体目标为：①定性、定量明确"特定政策问题的根源和影响因素"，包括其数量、优先顺序和对政策问题的影响程度；②定性、定量明确在根源的作用下，各类影响因素的促发下，特定政策问题的发生、发展过程，即"特定政策问题与根源、影响因素"之间的关系，研制特定政策问题的形成机制。

对于政策制订者而言，依据根源能够研制出消除政策问题的"治本"策略；针对影响因素，能够推导缓解政策问题的"治标"策略；针对根源、影响因素和作用机制，能够研制"标本兼治"的策略。也就是说，"政策问题根源分析"是连接"政策问题确认"和"政策方案研制"2个环节的桥梁。因此，"政策问题根源分析"的重要性毋庸置疑，是制订高价值政策的必由之路。

在明确了政策问题的"标本兼治""治本"和"治标"策略后，分析推导解决政策问题的政策思路、研制政策目标、具体措施、措施的实施方法、资源的配套和文字上的说明等内容，从而形成为实现政策目标而设计出的一系列政策方案，即政策方案研制应该不是非常困难的事。相对而言，政策方案研制这部分的工作，政策制订者拥有丰富的实践检验优势，而政策研究者的研究重点，可以放在建立"政策思路、研制政策目标、具体措施、措施的实施方法"之间的动态关系上，尤其是建立定量的动态关系。

通过系统考察，明确备选方案在政治、经济、技术、社会文化等方面的约束条件，评估并加以优化，从而确认相对最优的方案用于政策执行，也就是所谓的政策（方案）可行性论证。可行性论证这部分工作，在现实中，政策制订者最期望借助研究者的力量，其中如何避免流于形式是政策制订者应该予以关注的问题。政策研究者在清晰"问题确认、根源分析、策略方案"整个流程基础上，重点是定性尤其是定量研究和论证，给出在"政治、经济、技术、社会文化"方面的可行与不可行依据。

在政策可行性评价的基础上，特定政策方案被采纳后实施，即进入政策执行的过程，这是将观念形态的政策转化为现实形态政策的过程，是将政策付诸实施的各项活动，其中以解释、组织和实施为主。这个过程有2大常见问题：一是将政策执行简单化，现实中往往用一纸公文替代；二是把政策执行理解为政策制订者和执行者的职责，极少见政策研究者参与其中。政策执行事关能否实现政策目标，也是检验是否高价值政策的关键，政策执行过程非常复杂，需要政策制订者和研究者运用公认科学的方法，明确并遵循合理的逻辑步骤，使政策方案按照既定的程度和范围实施。政策执行也是相关利益集团利益重新分配的过程，各类矛盾和冲突都随之浮出水面，需要政策制订者和研究者运用公认科学的方法，明确动力、阻力，包括来源、性质和大小，明确保持（增加）动力，减弱（消除）阻力的策略和措施，明确实现政策目标所需要的资源是否落实到位，明确政策实施过程中的偏差行为及所采取的纠正措施等。

随着政策的执行，一系列新的问题被政策有关各方关注，其政策是否按既定计划实施，政策是否达到预期目标，政策多大程度上解决了问题，政策的社会影响，政策效果和问题等，这些关注需要政策评价。政策制订者对评价态度受"政治敏感性"左右，政策研究者在其中的作用则受到是否客观科学的制约，也就是能否做到"独立的第三方"评价。

依据评价结果，确定特定政策的潜在去向——政策延续、政策调整、政策法律化或政策终结。这时，政策制订者和研究者面对的是重新排序的问题。

二、基本步骤和方法

（一）政策问题确认

政策问题确认是政策制订科学程序的第一步，其基本目的是明确在特定领域内：①究竟存在多少问题；②问题的优先排序；③进入政策议程的可行性等。"加强社区卫生服务管理"是未来导向型的政策。在对未来导向型政策的制订和研究，政策问题确认这一步骤中，需要增加"战略定位、目标体系和目标差距分析"3部分工作。

1. 理论框架与战略定位研究

借鉴和总结：运用文献归纳法，定性和半定量分析、总结国内外10来年的研究结晶，重点明确"社区和人群、城市和农村、健康和医学、医疗和防保、公平与效率、服务与管理、管理与网络、社区与大医院、竞争与协调、政策与障碍、理论与实践、健康与发展等"的关系和协调原则。从理论上形成完善、系统地表达"加强社区卫生服务管理"的理论框架和战略定位。

国情和战略分析：社会是趋向"价值一致"的系统，社会发展要求子系统在功能上互补和行动上协调。作为医疗卫生的改革和发展政策，"加强社区卫生服务管理"，尚需放在全国社会经济文化背景下考虑。因此，需要分析国内宏观经济改革的进程、远景发展战略目标和社会环境变化，如功能定位、经济发展水平、人口数量和构成、环境、城建、交通、社会文化等因素的演变，卫生事业与上述宏观环境不相协调之处，明确社会对卫生系统提出的规范和要求，实施"加强社区卫生服务管理"对宏观社会经济文化的潜在影响，对解决卫生事业与上述宏观环境不相协调的作用等，从而结合国情进一步明确"加强社区卫生服务管理"的战略定位。

实情分析：收集和分析农村与城市样本地区与"加强社区卫生服务管理"相关的实践状况，如在社区卫生服务中，以健康为中心、以患者为中心、患者选医师等，分析和论证这些探索与"加强社区卫生服务管理"在目的、原理、管理思路和方法上的区别、联系和可借鉴之处，从实践角度完善"加强社区卫生服务管理"的理论框架和战略定位。

定性和定量论证：运用农村和城市样本地区的卫生服务组织方、提供方和需方的意向调查数据、居民卫生服务调查数据，对界定的"加强社区卫生服务管理"理论框架和战略定位进行定性和定量论证，以明确理论上和现实中的接受程度和可行性。

2. 确定目标和可评价指标

这部分工作包括系统收集、研制、精选3方面。其中要注意的是，确定的目标要能逻辑上涵盖战略定位，可评价指标要能够解释目标。

系统收集、研制目标和指标体系：本部分的研究，可以通过战略定位的逻辑演绎、文献归纳与借鉴、系统分析研制以及现实合理性3方面的研究，形成系统的"加强社区卫生服务管理"的指标体系。

其中，战略定位的逻辑演绎，可以借助卫生系统宏观模型，作为确定指标体系的系统思路，通过演绎和推理，将研制的战略定位（一级指标）逐步细化，形成一系列逻辑上可以解释和涵盖定位的概念（二级指标），进一步将概念（二级指标）通过一系列普遍接受、可量化的具体指标加以表达（三级指标）。

而文献归纳与借鉴，一是总结"加强社区卫生服务管理"的理论意义、现实作用、功能、服务内容，通过演绎和推理，逐步细化一系列普遍接受、可量化的具体指标。二是参考国内外文献提及的与研究主题相关的具体目标和指标。

系统分析和研制：从社会总体角度，应用层次分析法，依托卫生系统宏观模型思路中"子模—概念—具体指标"关系，结合"加强社区卫生服务管理"理论框架、战略定位、意义和作用，系统分析和研制相应的目标和指标体系。

精选和确立目标和指标体系：为避免系统收集和研制阶段导致"指标堆积"和过于理论化，可从下列 5 个方面研究，以精选指标，并确立"能够明确反映战略定位"的目标和相应可评价指标，形成指标体系。

一是针对内容广泛的指标集，运用焦点问题访谈法，组织国内卫生管理专家，以及样本地区(城市和农村)的卫生政策制订者、执行者和提供者，选择适宜指标，以建立起简化、科学和可操作的指标体系。

二是针对指标集的具体指标，运用文献归纳法，收集国内外对这些指标的有效性、合理性、客观性、灵敏性、特异性以及指标的量化单位等状况的研究状况，从而进一步判别和遴选。

三是在前述基础上，采用德尔菲法，组织国内卫生管理专家，以及样本地区(城市和农村)的卫生政策制订者、执行者和提供者，对课题组拟订的指标体系，论证其重要程度、在现实中问题的严重程度，并给出各指标适宜的指标参考值。

四是运用多因素分析法，对指标体系进行综合评价，确定指标的重要程度和优先顺序，包括指标体系的权重、指标的评分标准、进行评分、计算综合评分和对结果的评价等。

五是针对基本确立的指标体系，运用农村和城市样本地区的卫生服务组织方、提供方和需方的意向调查数据、居民卫生服务调查数据，对界定的"加强社区卫生服务管理"目标和指标体系，进行定性和定量论证，以明确这些目标和指标体系在理论和现实中的接受程度和可行性。

3. 建立"目标差距模型"

根据界定的"加强社区卫生服务管理"目标和指标体系，运用文献归纳法收集国内外相应指标体系的情况，建立目标指标的参照值。对目标指标的参照值进行适宜性论证，论证拟采用焦点问题访谈法或意向调查法等，制订适合国内和样本地区实际情况的量化目标指标的标准。

运用二级资料提取分析、文献归纳、专家咨询等方法，围绕指标体系，收集和分析国内尤其是样本地区的现状。运用差距分析法，分析目标指标的标准和现状之间的差距，建立国内和样本地区（农村与城市）的"加强社区卫生服务管理"目标差距模型。

4. 确定实现战略定位与目标面临的主要障碍（问题）

围绕战略定位和目标，运用社会互动理论，从社会整体角度进一步系统论证目标达成的潜在障碍和存在的问题。例如宏观、区域和微观的三方制约，社会、经济、文化、人口、管理状况及政策等各方面的影响。医疗保险、卫生系统和社会各有机部分的整合制约，各级卫生服务的政策制订者、组织者、提供者的基本职能与行为倾向的制约，居民的健康需要、就医行为和健康知识的影响，卫生资源与卫生组织结构功能发挥的关系，包括社区医疗卫生服务机构与大医院的互动与协调机制。

运用名义团体法、焦点访谈、意向调研、二级资料提取法和现场调研，围绕确定的潜在障碍，收集样本地区（农村和城市）卫生服务组织方、提供方和需方的意向和现实数据。定性和定量论证"加强社区卫生服务管理"战略定位与目标面临的主要障碍（问题）、严重程度及其优先顺序。

依据目标差距大小、目标（和指标）的重要性、现实中存在问题的严重性，以及主要障碍对战略定位及其相关目标的影响程度等结果，运用多因素分析方法定量明确改革进程中的战略重点。

（二）政策问题根源分析

依据卫生系统宏观模型思路，应用层次分析法，逻辑推论主要障碍的根源、直接和间接影响因素，明确其影响强度；建立"障碍—直接影响因素—间接影响因素—根源"之间的作用关系，总结障碍形成的作用机制，建立相应的模型，并研制和确定模型所涉因素的定量关系。

依据国内研究结果，运用文献归纳法，针对性分析和客观估价国内研究对建立模型中个别的模块和模型总体思路的认识程度。通过对医疗服务组织、提供、支付和消费四方的意向调查，论证模型的可接受程度。

在精选研究数据基础上，检验、评价、分析、模拟、完善和预测定性模型思路，重点在于测量和揭示主要障碍的严重程度和社会影响、责任归因。同时，也验证模型的科学性、合理性、可行性和可操作性。

（三）政策方案研制

针对根源，推导消除障碍的"治本"政策思路，针对影响因素推论"治标"的政策思路；综合根源、影响因素和作用机制，研制"标本兼治"的政策思路。对所研制的政策思路，进行文献、意向、客观数据模拟等定性和定量论证。

展开政策思路的约束条件、动力阻力研究。约束条件的存在，决定着特定政策思路的现实"最优"。围绕"加强社区卫生服务管理"战略定位和目标，运用卫生系统宏观模型所展示的"子模—表达特定子模的相关概念—表达特定概念的相应指标"，以及子模之间的联系（卫生服务运作规律），应用社会互动理论，系统分析和研制消除主要障碍，实现战略定位的约束条件、目标达成的阻力和动力、动阻力来源，增加动力和消弭阻力的基本措施、所需技术和各相关部门的职责等。

"加强社区卫生服务管理"涉及的潜在利益集团包括：①不同类型的社区和人群；②各级卫生机构（医疗预防保健和医学教育等）；③不同性质的卫技人员；④卫生机构的管理阶层；⑤卫生行政部门；⑥其他政府部门如财政、税务等；⑦医疗保险机构；⑧药品监管部门；⑨各级地方政府和相关部门；⑩医药用品生产和流通部门等。同时，运用多因素分析、文献归纳法、专家和样本地区相关人员咨询、经验等方法，确定约束条件、动力阻力的影响程度及其优先顺序。

卫生政策制订者和研究者共同研究和制订相应的政策方案、实施细则、措施和管理模式。其基本思路如下：

依据战略定位、目标、主要障碍、政策思路和约束条件的研究结果，研制"加强社区卫生服务管理"政策方案的概略模型，确定方案的高限和低限目标，为方案研制提供科学依据。依据目标的可考核指标,形成政策目标的指标体系,形成量化的政策目标。分析和研制达成各指标的方法或者措施,并加以有机组合,形成能够实现政策目标的政策方案轮廓。

综合考虑达成战略定位和目标的动力阻力、增加动力和消弭阻力的基本措施、所需关键技术和各方责任等,结合现实中拥有的各种政策资源,以及政策方案轮廓所包含的各种具体方法措施,并对这些方法措施如何在实际中运用予以统筹安排和时间上的协调,形成具体的方案。

(四)政策可行性论证

依据具体的方案要求,结合各利益集团的分析结果,形成管理运行机制、组织结构和功能、监控和奖惩机制配套的管理模式。通过对样本地区(农村和城市)卫生服务组织、提供、支付和消费四方的意向调查和专家咨询,论证思路的可接受程度。重点对研制的方案从社会、政治、技术和经济进行可行性论证。

(五)政策执行

1.明确政策内涵

明确特定政策目标、子目标、政策措施、政策实施对象、范围、资源,明确政策问题、问题的根源机制以及政策目标在政策问题根源机制中针对的影响因素。

2.分析动力阻力

在明确政策内涵基础上,搜索界定政策执行过程中的相关利益者;分析和明确相关利益者行为的影响因素;综合影响利益相关者行为的影响因素,预测调查论证执行过程中潜在的动力阻力的性质及大小,为政策执行中的宣传确定重点和方法。

3.制订执行方案

根据政策内涵和动力阻力分析结果,针对实现特定政策措施中所包含的动力阻力因素,设计选择相应的执行策略,综合落实各个政策措施的执行策略,形成实现政策目标的执行策略。根据政策执行策略的目标,分别制订政策执行策略的措施,这些措施又构成了次一级的目标,建立政策执行计划中的目标体系,设计实现各个子目标的措施和方法，形成执行工作。明确各项工作相互之间的逻辑关系，确定各项执行工作同时间、资源等要素之间的关系，形成政策执行方案。

4. 配置执行资源

依据执行工作同资源之间的依赖关系，确定所需执行资源的种类及数量和渠道，筹集所需资源，根据实施方案将执行工作和执行资源分配给执行人员。

5. 控制政策实施

依据政策实施方案领导推动各项工作开展，协调执行工作以及执行者之间的关系，监控政策实施过程中发生的偏差行为，保证各项工作按照政策实施方案开展。研制"加强社区卫生服务管理"政策方案，也可以选择城区和农村县（市）的社区干预试点。

（六）政策系统评价

观察政策方案是否按计划实施，明确政策在执行过程中的变异行为，包括决策者的构思、制订、组织准备、技术指导、实施操作、控制反馈和奖惩机制，比较确定决策者对课题组前期研制的思路和方法的环境制约、选择性偏好，以研制和形成政策制订过程的动力和阻力模型，判断政策制订者因环境制约和选择性偏好对"加强社区卫生服务管理"社会目标的影响程度。

同时，以样本地区制订政策的既定目标、实施方法和实施细则作为参照标准，比较研究政策执行者（包括农村和城市）是否如要求的那样操作。评价样本地区所制订政策中诸目标的达成状况，判断政策执行者执行过程中的变异行为，变异行为的影响因素和原因，以及这种变异对"加强社区卫生服务管理"社会目标的影响程度。

评估政策目标达成情况、方案实施的效果与社会影响，以及对"加强社区卫生服务管理"战略定位和目标的达成情况，以政策实施前和未实施该政策地区的状况作参照标准，比较研究政策实施所带来的结果和社会影响。

评价研究居民医疗卫生服务利用状况变化，包括门诊人次、未就诊人口、常规检查项目数、药品消费等，出入院率、平均住院日、人均住院天数、使用率、周转次数等。评价研究居民医疗卫生服务可及性和公平性的变化，包括物化可及，如各类服务机构人口资源比、吸引率、可续性、时间基础指标；经济可及，如服务覆盖、层次、费用负担；社会可及，如年龄分布、女性比例、教育水平、服务可续和非急性服务利用等。评价研究人口需要变化，包括健康状况、一般社会指标、人类发展指标、社会经济状况等。

评价研究各级卫生服务机构的人力素质、物力、组织分类布局和数量变化，管理与监控机制、计划与评价机制、财务与补偿机制、协调与持续机制变化，提供服务的公平性、适宜性、可计性特征变化，服务效率和质量变化等，明确不同层次医疗机构的管理者和服务提供者对政策的理解和接受程度。

评价研究社会尤其是政府对政策的支持程度，包括卫生总费用、人均卫生费用、费用构成、卫技人员收入，人均 GDP、收入和收入差异、教育和职业分布，公共支出中卫生比例、经济政策、体制变化和结果等。

论证在实施过程中存在的主要障碍和问题，以及各方面必须承担的责任。比较研究目前政策的作用强度和潜在差距，以明确为了达成"加强社区卫生服务管理"社会目标的修正依据，求证为了达成上述目标，社会、政府、企业、卫生行政部门、医疗卫生机构等利益团体各自所应承担的责任。

（七）确定政策去向

结合实践状况，以政策实施前和未实施该政策地区的状况作参照标准，运用样本地区卫生服务组织方、提供方和需方的意向调查数据、居民卫生服务调查数据，定性和定量比较研究样本地区"加强社区卫生服务管理"的理论框架与战略定位、目标和可评价指标、目标差距、战略重点、根源和作用机制、政策思路、约束条件、动力阻力、所需关键技术、各方责任、政策方案和管理模式，确定政策的走向。

在此基础上，检验政策思路和方案的科学性、合理性、可行性和可操作性，以总结和推荐"理论成熟、政策合理、操作可行和具推广意义"的"加强社区卫生服务管理"政策修改建议与具体的实现措施。同时，研究增强该政策影响力和感召力的措施，及该政策进一步施行的调整思路和相应的配套措施。

第四节　卫生政策可行性论证

一、政策方案可行性论证基本概念和原理

（一）基本概念

1. 定义可行性

"可行"，意为做到或实现的可能性，行得通，有成功的可能。

（1）政治可行性：主要涉及两方面标准：其一，政策需要与国家性质、政治制度、政治思想和发展方向保持一致；其二，政策的顺利实施，要获得社会和利益集团的接受。

（2）经济可行性：政策资源主要包括资本、自然资源和人力资源。这必须要考虑方案实施所需要资源能否在现实中获得满足；依据现有资源，方案执行将取得多大的经济效益；方案的投入产出如何。

（3）技术可行性：某项要达到预期目标，是否具备实施的技术手段；依据现有技术，能多大程度低实现政策目标。

（4）社会可行性：政策方案的提出，是为了追求社会福利的最大化。衡量社会可行性有 2 项标准：一是方案解决政策问题的效果，二是方案实施引发社会动荡的大小。

2. 定义政策方案可行性论证

制订高价值政策，是政策制订科学程序的总体目标。实现这一目标，需要合理的方案、有效的执行，并获得预期的政策效果。政策方案可行性论证是指用公认的科学的方法，遵循逻辑上合理的操作步骤，在政策付诸于实践之前，论证和评价特定方案的政治、经济、技术以及社会文化的可行性，同时比较分析方案的潜在效果、必要性和合理性等，择优选择和推荐现实中的最优方案，保证整个政策制订的科学流程。

3. 政策方案可行性论证的操作流程

可行性论证位于政策制订科学程序的第四环节，针对政策方案研制所提供

的备选方案,借助所确立的论证指标,通过评估与优化处理,明确方案"是否可行"与"何者为优",从而确立一个或一套相对最优的方案,应用于政策执行。

政策方案的可行性论证起始于前面环节提供的备选方案,通过分析备选方案的相关信息,选取并构建指标体系,设计论证计划,依据计划筹集并配置所需的论证资源;然后依据指标体系,评估、验证备选方案"是否可行",并针对发现的不足进行优化处理,从而明确"何者为优";最后根据获得的信息,撰写可行性论证报告,明确阐述最终方案的必要性、科学性、可操作性、合理性、时效性。从众多备选方案,到确立最优方案,期间过程被划分为3个时期:①做好论证的各项准备,包含明确论证对象,制订论证计划,筹集、配置论证资源;②具体展开论证,评估备选方案"是否可行",并优化可行方案,确立现实中最优(即满意)方案,包含定性定量分析政策方案的目标和内容,明确方案"可行与否"的判断依据和可靠性,权衡可行方案的利弊、直接和间接效果、优先排序及排序理由;③在结束阶段需要撰写可行性论证报告,分析和说明满意方案的必要性、可操作性、科学性、合理性、时效性,以促使最终方案能优先用于政策执行。

二、政策方案可行性论证的准备阶段

尽管"政策方案研制"已经提供治标、治本、标本兼治的不同方案,但是科学的可行性论证,不能因为待论证对象已明确而掉以轻心,更应关注前面环节的提供信息。围绕论证目标,需要有效整理论证对象的相关信息,使其系统化和条理化,从而明确研究基础和存在不足,为有针对性地开展论证工作打下基础。

一个政策方案,主要包含目标和具体内容两部分。其中,方案目标是政策人员所追求的主观意愿,构成了人们行动、创造的方向和动机,是方案关注的核心问题。而政策方案的具体内容是实现目标的前提,只有遵循、依据和利用客观规律,进行有效的设计,方能取得预期效果。因此,一项可行方案的各种设计都自始至终围绕着某预期目的展开,依据政策问题的具体形式、内外联系及属性、本质、演变的客观规律,具体考虑方法、措施、前提等内容。因此,待论证对象的蕴涵信息重点在于明确备选方案是否合目的性与规律性。该 2 项原则决定"明确待论证对象"尚需解决的问题：其一，政策方案意图达成怎样的主观目标；其二，方案的具体内容设计，所依据原理是否符合客观规律。而解答问题需要收集与明确一系列信息：方案拟解决的问题，社会文化严重性如何；问题的解决将涉及哪些部门的利益，问题的根源和作用机制分析是否客观地明确和反映影响因素的地位，备选方案将针对问题的哪类影响因素展开，设计思路将遵循问题的哪部分规律提出等。因此，可行性论证需要明确的信息，包含政策问题与政策方案两部分，仅靠政策方案研制，并不能获得所需信息，需要再次收集和整理前面环节所提供的信息，使之系统化和条理化，从而使待论证对象的相关信息能围绕论证目标加以简明扼要的阐述，为开展论证打下基础。从前面环节在确认政策问题的基础上，分析探讨了问题的根源和作用机制，设计并提供备选方案。在此确立论证对象的作用有 2 点：首先，政策研究和制订科学程序作为循序加深的认识过程，对政策问题的认识难免存在某种程度的主观与客观矛盾，可行性论证位于政策执行之前，可再次检测前面研究的理论，以验证结论的客观性并加以批判性继承；其次，再次确认研究基础与预期目标间的差距，从而确认备选方案的重点，有针对性地评估、选择和完善，使最终确立的方案能在主观与客观间更加相符，从而能够更顺利地利用客观规律达成预期目标，满足相关群体的利益和需求。

（一）确认论证对象

1. 论证对象确认的步骤

（1）保留吸收前面环节的研究结果，明确特定政策问题、根源机制原理以及据此确立的政策方案。

（2）确定特定政策方案所针对的影响因素，并确认因素在政策问题中的定位（根源、直接／间接影响因素）及作用机制；分析方案设计所依据的原理，所针对的主要影响因素，由此形成针对特定方案的论证思路。

2. 论证对象确认的考核指标、方法、原则

邓恩模型认为，一项完整的论证应能反映 5 项信息：①什么是要解决的

问题，它具有怎样的性质；②为解决问题，过去和现在存在哪些政策，成效如何；③已有政策的成效对进一步解决问题有多大价值；④为进一步解决问题，目前有哪些可以选择的政策方案，预计会取得什么效果；⑤应该将哪个方案付诸实施。

围绕着解答上述问题，需要按照内容，将不同环节所提供信息进行归纳整理：其一，政策问题确认定性定量地明确了拟解决问题对社会文化的影响程度、表现形式及严重程度，相关管辖部门，指明待解决问题的性质及内容；其二，政策问题根源和作用机制分析定性定量地描述了问题的根源、直接/间接影响因素及作用机制，政策方案研制则在此基础上提供了不同的备选方案，并按照目标和内容的不同将方案划分为治标、治本和标本兼治3类。由此可明确为了解决政策问题，现存方案的数量和内容，并且如果该方案是在明确政策问题根源机制的基础上提出，已经在上一个循环中得以实施，就可初步明确方案解决问题的成效和能力。

（二）制订论证方案

1. 制订论证计划的步骤

（1）在确定论证对象的基础上，结合前面研究基础与预期要求，在明确论证思路后，确立论证目的。

（2）分解论证目的，明确论证标准，并构建指标体系。

（3）按照论证标准与方法的对应关系，结合自身条件，选取适用的方法。

（4）有机组合论证者、对象、目的、标准与方法，设计论证计划，并结合论证的具体任务，明确所需资源的种类与数量。

2. 制订论证计划的原则、方法和指标

需遵循"相互协调性、时间合理性、关联性、可行性"的原则，开展论证计划制订。该4项原则的作用有2点：一是根据最终结果规范论证计划的形式、内容；二是结合论证计划的具体任务，选择适宜的操作方法。

第一点要求所引申的可考核指标，可检验论证计划能否实现。

第二点要求可被化解为具体操作方法，以保障指标的落实。

（三）论证资源筹集与配置

1.论证资源筹集与配置的步骤

（1）论证计划阐明了工作方向和任务量，也就可明确所需资源的种类和数量。

（2）根据论证计划对相关资源的需求，论证人员可对资源进行有组织、有计划的筹集。如果论证计划能设计周密，那么筹集工作就能方向明确、重点突出。

（3）根据论证计划在不同时期的工作量与具体任务，可对所集中的资源进行合理配置。

2.论证资源筹集与配置的方法

正如前面论述，一般资源可按照通用方法进行筹集与配置。而人力与信息的特别情况，导致在具体筹集与配置过程中存在特殊处理，因此需要展开专门探讨。

（1）人力资源：论证过程的工作需要由人来承担和完成，同样的工作，选派不同的人去实施，结果会大不相同。其他资源都必须通过人力的实践活动转化为论证的最终结果，因此人力的重要地位获得公认。假若用人或选人不当，再完善的论证也将大打折扣，甚至可能与预期目标大相径庭。

（2）信息资源：根据可行性论证计划的需要，运用所规定的调查方法进行信息的收集：首先，调查是收集信息的第一步，不论是社会文化信息还是科技信息，为保障及时性和真实性，需要结合当地实际，依据决策者的需求，抓住上级政策与当地工作的结合点，对实地展开调查研究。调查方法包括观察记录和访问研究。观察记录是客观记录政策问题发展演变的每一过程；访问研究是访谈了解政策方案所涵盖的影响因素，以便加深认识整个政策问题及方案。假若综合运用2种调查方法，可行性论证将取得更好的效果。

最初收集的信息往往零散，质量良莠不齐，因此有必要进行分析和整理，以提炼和寻找所需内容。首先，对原始信息进行去伪存真的处理。原始信息的来源多元化，具有不同层次，数量大，所以再次确认原始信息，剔除和筛选那些混乱、不清晰、只限于表象的信息，保留那些真实的、有针对性的和实用性强的信息。其次，围绕论证的方向和目标，对信息进行再加工。通过潜心研究来自不同角度的信息，把个别综合为一般，把局部综合为整体，以求反映论证对象的全貌和内涵，借助深入与横向比较、归纳、分类、概括，通过判断、推理得出结论。最后，根据不同需求，对信息进行不同处理。根据需求的前后次序和轻重缓急，有的信息需要"热处理"，迅速加工供决策者使用；有些信息则要"冷处理"，暂时贮备起来。对需"冷处理"的信息进行分类、编目、制卡、建档等加工，以便检索和查问，随时为决策服务。

信息资源的收集具有专业方法：①电话调查；②文献评阅；③德尔菲法；④现实政策案例；⑤典型案例；⑥意向调查资料；⑦普查、抽样调查等。

三、政策方案可行性论证的实施阶段

可行性论证的实施阶段需要运用所配置的资源，在论证计划的指导下，开展一系列的组织、领导、指挥、协调、监控、调整等活动，将论证方法与措施加以落实。论证实施在功能、方法和理论上，与政策的实施具有相同的特性。在实施中，论证计划将从思想上发挥指导作用，论证资源则从物质上提供保障。因此，实施阶段需要做好充分的准备，方能顺利开展。

（一）可行性论证

1. 可行性论证的步骤

（1）针对具体方案，明确相应的政治指标，验证方案是否符合规章制度的相关规定。

（2）如果方案具备了足够的政治可行性，结合具体情况，确立其他可行性的优先验证次序，对方案展开验证。

2. 可行性论证的指标、方法

（1）政治可行性的硬性指标主要包含3点：第一，四项基本原则作为立国之本，任何政策方案在中国能够实施，必须满足该要求；第二，坚持改革开放的基本国策；第三，政策方案要接受相关的法律规章、政治体制和决策规范的限制。软性指标要求在政策许可范围内，尽可能比其他方案更多地照顾到决策者、利益团体及民众的利益，以获得其支持和拥护。因此，相对性指标要求研究者不应完全被政治可行性束缚，更应考虑决策者的某些价值观，随着具体时间、情况而变化。因此论证人员应具备自信和能力，依靠科学分析主动说服政策相关人员，以求获得更多的支持。

（2）研究方案的技术问题，应先通过继承信息、调查研究、定性预测等方法明确实现方案目标所需的技术支持，再探讨该技术在国内外的发展及应用状况。如果政策方案所需技术不可获得或未能达到，则应将该方案删去。相对标准则在明确可行方案，比较确认哪个方案更适应当地的实际状况（地理、地质、生态环境、现状等），更优化地配置资源，并预测所采纳的技术在未来环境的应用前景。

（3）经济可行性也应根据政策方案的具体情况选取分析指标，其主要研究方案实施需配置的资源能否获得、是否充足，调查方案执行需投入的成本资料数量、质量如何。如果方案所需的资源无法获得，或超过现阶段政策实施主体的承受能力，则认为方案在经济上不可行。相对标准应关注哪个方案能更有效使用现存的公共资源，主要探讨政策方案的投入、产出问题，通过成本效益比、成本效果比、成本效率比等指标加以衡量。

（4）维护稳定和团结，是社会文化发展的必要条件。社会文化可行性要求在研究和探讨政策方案时，不能只追求片面经济利益，还需考虑社会文化政局的稳定，避免引起较大的震荡。因此对方案的验证，不能局限于某个方案、部门、地区等狭小范围，更应结合国家的宏观调控，将方案的局部与整体效益、近期与长期效益、直接与间接利益有效结合，在局部服从整体、近期服从长期、兼顾直接与间接效益的原则指导下，追求目标的达成。按照此标准，政策方案的最终目标旨在追求社会文化福利的最大化。片面追求局部利益，而严重损坏整个社会文化利益的方案，显然是不可行的。由于社会文化福利的增减因素有经济效益和社会文化效益之分，经济效益可借助国民经济方法加以衡量，而就业、国防、文化教育、公平、环境等社会文化效益，可借助权重理论加以判断，选用纯社会文化效益方法加以评判。如果条件允许，可将方案的经济效益扩展到社会文化领域，借助福利经济学家卡尔多（N.Kaldor）和希克斯（Hicks）的补偿原则研究社会文化可行性。该原则的论点是：政策方案由 A 到 B，若在 B 状态下得利者可以补偿失利者，而且比 A 状态好，则方案 A 比 B 就是一种改进。总之，社会文化领域的研究内容广泛，不同方案的侧重点不同，因此应依据可行方案的具体状况，抓住其关键要素展开研究。

（二）确立可行方案

1. 理论基础

鉴于政策方案存有不同程度的共性，而对备选方案进行综合判断的思路大多相似，因此先阐述单个政策方案的综合判断思路，保障其具备足够的逻辑性、可操作性、科学性和合理性，提炼和总结以获得共性理论，然后增强方案判断理论的适用性，进而推广应用至多个政策方案。

（1）依据"政治、经济、技术和社会文化"等论证结果，综合某泛指的政策方案"是否可行"。

任何政策方案，都是主观目标和客观规律的统一体。因此，针对某个泛指的方案，评估工作需要明确方案目标，借助其蕴涵的客观规律进行综合判断。

1）综合判断方案的目标"是否可行"：方案目标从质和量的角度具有严格的规定性。质的研究需要判断方案目标的作用点在哪里，方向是否正确；量的验证则要结合数量与时间，验证方案目标的作用大小是否适宜。因此，判断方案目标"是否可行"，需要从上述两方面入手。首先，对方案质的综合论证，需要根据前述环节的信息，结合政策问题的理论阐述与现实状况，明确政策问题在所属领域的位置，所涉及相关部门的利益等内容，如果方案拟解决的问题对社会将产生重要影响，属于政府职能内，说明该问题急需解决。根据政策问题作用机制原理提出的方案，可分为治标、治本、标本兼治 3 类，并且不同类型方案将针对不同的作用点发挥作用：标本兼治型将针对根源及其作用机制，治本型将消除问题的根源，治标型将针对问题的直接或间接影响因素。假若政策方案实施所需的现实资源未能具备，即使该方案是针对比较重要的作用点（根源），也是不可执行的，那么只能被暂时舍弃。其次，在明确方案目标作用点与方向的基础上，可继续进行目标量的验证，从而明确方案的适宜程度。因此，在限定期限内，需要依据现有条件，科学估算方案目标的落实数量，方具备可操作性，这有助于预期效果的达成。目标不适宜的情况有 2 种：按照现有时间和条件，将目标数量定得太大，难以按期完成，即使勉强落实，也容易引起剧烈的社会文化震荡，得不偿失；如果时间宽松，依据现有条件将目标定得过低，即使不努力也能落实，则难以调动人们的积极性，发挥潜力。

2）在目标被确认正确可行后，判断方案内容是否可行：该研究围绕预定目标，借助政策问题根源和作用机制的客观规律，对方案的具体内容展开综合判断。但前述表明，验证方案是为说明问题，没有必要面面俱到，而应有所侧重。因此，确认特定方案"是否可行"时，有个问题尚待解决：如何确认方案影响因素的主次，进而展开综合验证和判断？

帕累托规则（又名"80/20"原理）被应用于政策研究领域，其含义为：20% 的影响因素决定 80% 的方案价值，其余 80% 的影响因素则仅对方案产生 20% 的影响。因此，按照对方案的影响程度不同，待研究因素可被划分为 2 类：一类是关键要素或制约因素，属于在其他条件不变时，要实现目的，必须改变或不可缺少的条件；另一类是除前者外的其他因素，为补充因素。因此在论证政策方案时，有必要结合方案的具体特点，提炼积极的和消极的关键因素，抓住方案的主要矛盾，展开具体评估。衡量帕累托规则的简易有效方法是帕累托排列图。

在可行性论证中，帕累托排列图的基本原理为：在明确方案目标所针对作用点与方向的基础上，借助关系链条搜索和明确政策方案所涉及的相关因素、单位、组成部分等内容，借助影响因素与作用点关系的远近判定其在方案中的优先次序，然后借助上述信息，绘制帕累托排列图，选择关键因素。在排列图中，曲线代表影响因素的大小。曲线表示因素的累积频率，累积频率在 0~80% 的为关键因素，累积频率在 80%~100% 的为补充因素，极其重要的少数关键因素和不重要的多数补充因素可由此明确。然后，根据帕累托排列图所蕴涵的信息明确极其重要的少数因素，借助前述论证获得政治、经济、技术、社会文化等领域的相关信息，阐述方案可行与否。由此获得的综合结论，既能阐述关键要素，又可兼顾补充要素。

3）总结判断：在综合评估方案目标与内容的基础上，可获得整体是否可行的结论，借以明确方案的去向。方案的可能去向有 3 种：①经过科学论证，方案目标正确适宜，具体内容的关键要素可及，方案被认为可行（效果理想，无存在问题）；②关键要素被论证为不可及，方案不可行；③再论证（效果理想，但存在问题）：方案目标虽被初步论证可行，但关键因素的欠缺导致在方案实施中存在风险，则研究有无补救措施，如有，完善后再进行论证……直至得出方案可行与否的结论为止。

借助上述思路，针对某特定方案，在政治、技术、经济、社会文化等领域进行论证的基础上，加以综合判定，获得初步结论——该方案是否可行、判断依据和可行程度大小，完成单方案的可行性论证。

（2）借助"政治、经济、技术和社会文化"的研究结果，综合判断多个政策方案"是否可行"。

按照整个论证的要求，在对政策方案的政治、经济、技术和社会文化等进行研究后，逐一判断备选方案"是否可行"。如果某特定方案的判断思路具备可操作性，就可通过不同方案间的比较，明确各自的共性与特性，进而增强判断思路的适用性，推广应用至多个方案。

因此，如果明确了某个方案的综合判断思路，那么需要研究其与其他方案的相似之处，进而判断该思路是否适用于判断其他方案。本研究的重点旨在探讨：其他方案与已论证方案目标的作用点是否相同？如果作用点相同，那么方案目标的量是否相似？如果方案目标一致，那么具体内容所涉及的关键因素有何区别？通过研究，发现方案的彼此差别，从而有针对性地调节判断思路，提高其适用性，逐渐完成对多个方案的综合判断。

同时，根据政策问题所蕴涵的规律，依据各方案在政治、经济、技术、社会等方面的现状信息，运用定性、定量、定时的分析方法，综合评估备选方案在不同时间的效果，及其对未来社会文化的影响（如政治、心理因素等），从而综合评价方案的利弊优劣、合理性、可操作性、时效性、出台的必要性及影响，在此基础上方能制订令人信服的可行方案，以便明确方案成效的价值所在，为下一步抉择工作的开展打下基础。

2. 步骤与方法

（1）确定可行方案的步骤。

1）判断单个方案"是否可行"：①综合确定方案目的的作用点、作用方向、作用力度，判断其可行；②判断方案的具体内容可行。

2）判断多个方案可行与否：①比较明确此方案与彼方案的异同点；②根据不同，调整判断思路，应用于判断其他方案。

（2）确定可行方案的方法与思维。在实现本步骤目标的过程中，要求方法科学，结合部门和政策方案的实际，除定性分析外，如果有可能，应尽量配合定量方法；并且定量分析应尽可能开拓思路，对不同类型的资料，采用不同的测算方法进行验算，如果殊途同归，就说明结果比较可靠，可信度较高。

1）系统分析法。系统论认为，系统是多要素的复杂组合，各要素间相互依存和互感相关，系统内某一行动会诱发其他动作。而如果将一个方案作为系统，其不仅受到前提条件"是否具备"的影响，更受制于方案因素的彼此关系约束，即客观规律的限制。即使具备了充足资源的方案，如果未能按照客观规律将资源加以有效配置，其固有残缺将导致难达成理想初衷。而决策者若充分考察现实条件，把握事物运动、发展、变化的客观规律，便可充分发挥主观能动性，使所选择的方案有效组合政策资源，朝着利于预期目标的方向进行最佳运动、变化或发展，从而达成理想效果。

2）系统动力学。是结构方法、功能方法与历史方法的统一。根据系统动力学理论建立的模型，对客观系统进行结构－功能模拟，最适用于分析信息反馈系统的结构、功能与行为间的动态关系。系统动力学强调，系统的行为模式主要根源于系统内部的信息反馈机制。在分析和解决问题时，系统动力学采用的是模拟技术，以结构－功能模拟为突出特点，从系统的基本结构入手建立模型，进而模拟与分析系统的动态行为，更适用于系统随时间而变化的问题。

3）预测分析法。制订方案是为解决现在及未来的问题，从方案的规划、论证到通过执行被完全实施，还有一段时间上的距离，因此，方案的论证不能仅依据方案规划时的信息，否则，政策论证完成后就有可能已事过境迁。因此，在论证前，需要预测未来状况。同样，在论证完成后，需要预测该方案实施可能产生的后果，借此调整自己的思想和行动，不断修改和完善方案。主要类别有：①定性预测法；②回归预测法；③时间序列预测法。具体地说，预测分析大致分为以下内容：①详细了解政策方案，了解方案在未来实施时可能出现的情况，并预估每种情况出现的可能性；②研究影响该政策方案的有关因素及相互关系，确定可能情况及控制掌握这些情况的范围和程度；③分析在各种可能情况中，明确决策者的希望所在，可能存在的干扰因素及可能性，控制干扰因素的可能措施；④尽可能将预测分析的结果，通过政策模拟、试点等方式加以证实，并考虑预测误差的可能性及程度。

4）归纳法。归纳法从个别事物的性质、特点和关系中概括出该事物的一般性质、特点和关系，并由不深刻的一般过渡到较深刻的一般，由小范围过渡到大范围，主要依据归纳推理。人们对研究对象的认识是从特殊到一般的过程。归纳法的前提是一些关于个别的、特殊的事物的判断，而结论却是关于该类事物的判断。这是因为：在客观事物中，个别包含一般，一般存在于个别中。因而同类事物存在大体相同的性质。正是形态、性质、内在联系等方面的相同处，才造成物以"类"聚，才能进行归纳推理。其次，客观现象发生、发展的原因和结果间存在着必然联系，某个原因必会引起某个结果，某个结果必有特定的引发原因。而且，原因和结果在时间上是先后相继的，原因在前，结果在后。这种因果联系的必然和确定性也给归纳推理提供理论依据。

5）演绎法。是以一般原理为指导，对个别的或特殊的事物进行推断的方法。它和归纳法是相对的，在逻辑思维上是正好相反的2个过程。演绎法的优点是严密性，在有效发挥严密性的前提下，提高思维的创造性，是有效应用的关键。但演绎法有其局限性，即其仅是由一般推出个别的思维方法，演绎的前提蕴涵结论，结论的知识已经潜在地包含于前提中，没有超出前提的知识范围。演绎的前提真，则结论必真；如果其前提假，结论就不能保证真。因此，应用演绎法不但要求遵守演绎法本身的公理和规则，而且必须保证前提的真实性。演绎法作为人们思维的一种方法，只有与归纳法及其他方法相结合，结合实践加以验证，才能保证前提的可靠性和方法应用的有效性。

6）原则。方案评估的任务是在前述研究的基础上，获得具体方案"是否可行"的结论，并初步筛选以确立可行方案。总体原则同样适用于该步骤，并结合自身特点，着重提出某些必需原则。因为方案评估中，推导论证和计算占有相当大的比例，需要借助前面"论证准备"的资源展开，结果又为"方案择优"提供依据，所以方案评估强调推理的逻辑性、加工整理的必要性、评估方法的科学性、评估思想的公正性，使所获得的政策方案评估信息合理、实事求是。

（三）可行方案优化处理

1. 方案优化处理的步骤

（1）当可行方案有多个或多套时，需要运用可行性论证的相对指标，进行比较择优。

（2）在最终确立一个或一套方案时，针对论证发现的不足实施相应的弥补措施，进行完善、修正、验证。

2. 方案优化处理的方法

（1）方案抉择：注意决策中，"硬""软"两类技术的配合使用。随着硬、软技术的出现，决策逐渐由经验判断转向科学操作，为决策方法的改进开辟了广阔前景。所谓"硬技术"，就是将政策方案择优数字化、模型化和计算机化，并定性定量地分析综合政策方案，筛选确立最优方案。计算机提高信息处理的准确性和可靠性，特别适用于一些较复杂的方案优化和常规性决策。许多数学方法被应用于决策，简化一些难以人工处理的复杂信息，保障了方案择优的有效性。当然，"硬"决策技术并非全能。由于现代决策的综合性和复杂性，在某些硬技术不能解决和衡量的问题上，软技术却发挥出惊人优势。所谓"软"技术，是指应用心理学、行为科学的理论和恰当的思想工作，发挥群体智慧的决策作用。软技术不需投资，简便易行，具有较高的适用性和借鉴意义。在方案选优中，组织集体交流，各抒己见，集思广益，填补知识空隙，依靠集体的知识、经验和方法，运用判断力、直感和估计选择最优方案。在处理一些复杂社会文化、人文因素的问题时，"软"技术更加切实可行。当前，应更多地强调软、硬技术的结合，以增强方案选优的科学性。

层次分析法。该方法是一种有效的多目标规划方法，也是一种优化技术，主要用于处理有限方案的多目标抉择。基本思路为：依据政策问题的数据资料和评价依据作为信息基础，把待分析对象转化为递阶层次结构，在每一层次上，可按其上一层次的对应准则要求，对该层次元素进行逐队比较，依照规定的标度量化后写成矩阵形式，即构建判断矩阵。该标度通常以相对比较为主，以数字 0~9 作为表述这类比较某种属性差异的判断尺度。构造判断矩阵是层次分析法的关键步骤。在判断矩阵的基础上，计算是对于上一层次而言的、本层次与之相联系元素的重要性次序权重。排序实质是计算判断矩阵的最大特征根值及特征向量。在专家构造判断矩阵时，不可避免地产生认识上的不一致，为考虑层次分析的结果是否基本合理，需要对判断矩阵进行一致性检验，检验后获得的结果即被认为可行。因此，运用层次分析法作系统规划，大致经过 6 个步骤：明确问题，建立梯阶层次结构，构造比较判断矩阵，层次单排序，层次总排序，一致性检验。

多属性效用决策。将目标值转化为效用值后，再进行加权，以构成一个新的、综合的单目标函数，再根据期望效用值最大原则解决多属性效用决策问题。对具有 2 个属性（以 X、Y 表示）的决策问题，定义效用函数为 $U(X,Y)$。如果 X 与 Y 相互独立，则两个属性效用函数可被表述为如下效用函数，即：$U(X,Y) = k_1 U_1(X) + k_2 U_2(Y)$，其中 k_1，k_2 为常数，然后就可以通过分别求出决策者的效用函数 $U(X)$ 和 $U(Y)$，而求出该两属性效用函数 $U(X,Y)$。

优劣系统法。是通过计算各方案的优系数和劣系数，然后根据优系数和劣系数的大小，逐步淘汰决策方案，最后剩下的方案即为最优方案。在计算优系数和劣系数之前必须确定各目标的权数，其方法有简单编码法、环比法和优序图法等。

辩证逻辑。在事物的运动发展中，从矛盾转化中去把握和研究事物的一种思维方法。由于现代决策面临复杂多变的环境，纵横交错的关系，特别需要这种从动态变化与矛盾中把握事物的辩证思维。辩证思维建立在形式逻辑之上。因为事物具有绝对运动与相对静止2项特征，所以辩证思维要求人们从对立统一和事物的动态变化中去认识世界，反对绝对化、片面化与直线观。在决策判断的思维过程中，人们要不断运用分析与综合、归纳与演绎、抽象与具体的方法，既作逻辑推理，又作历史考察。但是对这些方法的任何一面，都要加以辩证和统一，才能获得对事物的透彻理解。矛盾的对立统一与相互转化是辩证思维的核心，在整个决策中是十分有用的。例如，决策的重要一步是方案的评价论证，对方案优劣的认识往往必须运用辩证思维，既看到优点和长处，又发现缺点和短处，并且两者往往可相互转化。

另外，结合前面论述，当面临不同类型的抉择问题时，可将下列方法结合实际具体使用：①确定型决策问题：线性规划、非线性规划、投入产出模型、网络分析技术等。②风险型决策问题：决策树方法、损益矩阵法、排队理论、随机库存方法等。③不确定型且不存在竞争对手的决策：根据乐观原则、悲观原则、乐观系数原则等可能型准则、"后悔值"准则的要求，选择其各有的抉择方法加以处理。④不确定型且存在竞争对手的决策：根据竞争对手处置抉择问题的基本原则，采取对策矩阵法，选择最优方案。

（2）单个方案的验证和修正。

1）灵敏度分析：又被称为风险分析，是对决策进行最后检验的步骤，用以检验方案执行后能否可靠地达到预期效果。论证后期必须估计方案的可靠性或稳定性并预测可能会出现什么干扰。通常办法是在决策所依据的主要参数中，找出那些不确定性（即概率性）的参数，然后人为变动该参数，观测方案效果和利弊的变化情况。这种改变参数、观察效果的办法被称为灵敏度分析。

2）政策试验：是指人为地、有意识、有目的地控制或操纵一定的试验环境，制造出某种研究情境。在该情境中，观察和研究政策对象的变化，从而揭示出某种规律性东西和因果关系。①定性政策试验是通过文字描述，判定研究对象所包含因素、内部结构及各因素间关系的政策试验。通过这种试验，可判定研究对象的性质及大致关系，但在表现各因素的精确量化关系上稍差一些。②定量政策试验是用数学的量化方法，测量研究对象的数值，以获得某些影响因素间的经验公式、经验定律，从而揭示各因素间数量关系的政策试验。该方法精确度高，但应用必须具备一定条件。

四、政策方案可行性论证的结束阶段

（一）可行性论证报告的撰写

1. 标题

可行性论证报告的标题多采用公文式写法，即"研究单位＋事由＋分析报告"，也可省略研究单位，由"事由＋分析报告（或分析）"组成。

2. 正文

如果论证报告比较简单，可以没有前言和结尾，主体即为正文。

首先，总论作为可行性研究报告的首章，主要概括方案的基本情况，介绍可行性研究的依据和工作概况，在综合叙述论证报告结果后，明确提出研究结论和建议，为政策方案决策和报告审批提供明确依据。具体内容应根据政策方案的情况而定。

其次，借助政治、经济、技术、社会文化领域的研究结果，对政策方案进行综合论证，为最终结论的获得提供依据。政策方案的论证主要包含 3 项：方案的目标研究、具体内容研究、预期效果研究。首先是"目标研究"部分。目前，中国的不可控因素（法律、法规、道德伦理等），已成为党政机关、社会文化团体、企事业单位应自觉遵循的原则。因为，方案目标的综合分析是撰写报告的首要环节，所以必然要在报告中反映，成为不可或缺的内容。由于目标研究是其他内容研究的基础，因此可作为报告主体的第一个基本要素。具体要求为：政策方案的总目标确立了正确可行的作用点与方向，作用大小适度。其次是"方案研究"部分。如果某具体方案目的被论证正确可行，那么就需要由作用点开始，研究该方案执行所涉及的影响因素及其主次排序，关键要素是否可及，存在的潜在问题等，从而综合判断方案切实可行。此内容同样不可缺少，也属于基本要素。该部分被称为方案的"具体内容研究"。随着方案的不同，影响要素所处的地位也不同，因此具备不同的侧重点，主要涉及政治、经济、技术、社会文化领域。最后部分是"效果研究"。决策者实施某政策方案，旨在取得一定效果，方案效果是投资者的关注焦点。根据政策研究和制订科学程序的标准，政策方案应能最大限度地解决政策问题，且引发的社会动荡最小。否则，即使上述研究的结论均可行，如果效果不理想，提及方案还是难以被认可，有取消的可能。因此，效果研究成为"报告"的最后要素。对该内容的综合应包括4方面：关于政治、经济、技术、社会文化的效果研究。由于"报告"适用于所有与决策相关的活动，而各活动的运作方式具有不同特点，所以并不是报告全部罗列上述要素的内容，而应围绕着说明问题，根据具体情况加以灵活增删。但通常，只有三要素的研究结论都是肯定的，才能获得整个方案的总体结论。围绕3项要素，报告的主体写作便有"章"可循。

在撰写正文过程中，应注意4点问题：首先，在正文论证时，应要求全、细、准，特别要侧重关键要素，并加以分项论证。为保障层次清楚，可加序码表明分项关系。其次，对可行性论证报告，除提出方案的不利因素外，还应阐明相应的解决措施和方法。再次，对不可行的方案，要说明不能实施的理由和未能解决的难点。最后，如果可行性论证报告属于弥补性报告，应提出改进和弥补措施。

3. 结尾

可行性论证报告的结论主要阐明方案可行与否、弥补性等，结论应明确、恰当，依据具体论证而自然获得结论，切忌模棱两可、主观臆断。

4. 附件

除正文外，论证报告还应附上相关附件或附表，不可缺漏。

报告不仅内容完整（包括最终方案的目标、子目标、方法措施、实施对象、范围、资源）、文字简练、文件齐全，还应有编制单位相关负责人的签字。并且，可行性论证报告不仅为政策执行提供信息，还连同政策评估，共同监控整个制订过程。

（二）政策决策者的职能

1. 论证对象确认

该环节的难点不在于如何确立待论证的备选方案，而是如何根据备选方案，明确政策问题的来龙去脉、演变规律、根源机制等原理，将该理论作为判断依据，预测方案能否在未来达成目的。决策者对政策问题所处领域具有相当丰富的经验和直觉判断，但由于涉及个人利益或选择偏好等问题，影响到判断方案的客观公正性，是本环节主要难点。因此，决策者需要与研究者合作，取长补短，认真探讨、相互学习、交流合作，在结合两者优势的前提下，尽量明确待论证方案的相关信息，为后继的论证计划制订打下基础。

2. 制订论证方案

决策者是整个论证系统与过程的组织者和负责人，因此要负责整个论证计划的制订。然而，决策者虽然能宏观把握整个论证思路，但多限于感性认识和经验判断，缺乏细致严密的研究；也因所受束缚较大，影响到论证计划的客观性。相比决策者，研究者更能如实深入地分析政策问题和方案，更擅长提供有效的专业测量技术以及真知灼见。因此，负责具体论证的决策者，应明确二者的优劣势及各自不同的分工，不应强求研究者与自己意见一致，在结合两者优势的基础上，制订合理的论证计划。

3. 论证资源的筹集与配置

研究者和决策者都需要筹集充足资源并加以合理配置，以满足开展论证的需要。论证资源的筹集和配置中，需要兼顾科学性和政治性。在执行中，由于决策者负责整个论证工作，因此，论证资源的筹集在相当程度上取决于决策者能力，政策决策者需根据实际经验系统思考政策方案所涉及的影响因素，确定其性质（动力、阻力、兼而有之），争取获得充足的论证资源。然而，论证资源种类和数量的有效配置，需要依据科学方法和客观资料，决策者往往偏重于过于粗略的定性估计，因此需要借助研究者的定量分析工具加以细化明确。

4. 确认可行方案

方案论证的内容广泛，完成需要耗费大量的时间和工作，所以在具体操作时，研究者需要分工协作,分别承担方案目标、政治可行性、经济可行性、技术可行性、社会文化可行性、总评估等工作。值得注意的是,方案评估由不同的人完成,如果相互间缺乏一种固定的协作关系和数据间固有的引用关系,可能会造成各部分结论彼此脱节,数据前后矛盾的局面。因此,为获得关于政策方案整体"是否可行"的结论,要求明确待评估方案各部分的数据引用和信息流动关系,使其紧密联系,构建在政策问题所蕴涵特定规律的基础之上。方案评估需要论证小组成员间的有效合作,明确方案各部分的相互联系,根据总体安排的需要选用适宜的调查数据、方法和模型,便于工作的相互协调。因此,负责的决策者需要纵观全局,从总体上关注、控制和把握可行性论证。

5. 可行方案的优化处理

确立最终方案是一项极其复杂的工作,属于决策者的任务。现代政治、经济、技术、社会文化的变化错综复杂,单凭个人智慧和经验难以应付。作为决策者,不仅要具备科学态度,还要有高超的领导艺术,注意广泛听取和综合各方专家与群众的意见,凝聚论证人员的集体智慧,统筹考虑,及时定案。

由于决策者身负拍板定案的任务,更应注意把握与专家的关系尺度。二者属于论证不同阶段的两股力量,彼此间是平等关系。因而,决策者的任务有2项:其一,应大胆让专家参与论证,尊重专家意见,重视不同思想、观点间的争论。争论可以激发人们的想象力、创造力,开阔视野,深化思路,使矛盾充分暴露,防患于未然。其二,决策者既要尊重研究者的意见,又要避免被其左右而放弃拍板责任。决策者要具有战略眼光、系统观点、开拓意识与进取精神,在科学预测的基础上勇于承担风险,从而拍板确定最终方案。

应注意的是,决策者应谨慎运用最终拍板的权力,避免对研究者滥施影响。如果研究者为单纯迎合决策者的主张,而进行收集事例和查找理论等工作,就从根本违背了进行可行性论证的初衷。因此,为保障研究结论的真实性和客观性,领导者要尊重研究者的独立性。

(三) 政策研究者的重点

1. 论证对象确认

"政策方案研制"提供多个备选方案,要求论证人员评估和比较备选方案,以保障结果的合理性。政策研究者凭借研究特长,协助决策者选择适宜的方法,全面地验证和考核方案,减轻非理性成分,收集和提供充足论据,增强最终结论的说服力。但是,研究者多从旁观者的角度,未能深刻体会方案所涉及领域的运作规律,也就难以深刻把握政策问题的演变规律,以及方案的本质和发展方向。

2. 制订论证方案

可行性论证是一门综合性研究,需要各门学科的相互配合,因此社会科学的理论,例如政治学、经济学、社会学等,都应被运用到研究中。同样课题,用不同的方法,就可能得出不同水平的成果。

鉴于个人的能力与水平,决策者需要有效借助研究者的业务知识与创造力,特别是某些关键步骤,如确定论证目标、选择论证指标、确定指标权重等发挥其专长,辅助决策者制订论证计划,从而减少对方案判断的随意性。

值得注意的是,研究者擅长技术性的分析手段,但往往限于细节问题的深入研究,或过于注重技术性和数学性的语言而忽视对全局的把握。因此,在对整个论证计划的把握上,研究者需借助决策者的感性认识和行业经验,以免偏离总体方向。

3. 论证资源的筹集与配置

如何明确论证资源的种类和数量,加以合理配置,离不开科学性。由于研究者负责论证的大部分具体工作,有意识、有时间去全面综合地收集资料,并加以冷静的比较分析,因此他们更加了解论证所需资源的实际状况。

值得注意的是,政策资源在筹集中存在政治性和博弈性,政策研究者多站在第三方的立场,而缺乏对行业特有利益的直观感悟,难以了解和把握论证资源筹集与分配中的微妙关系。

4. 确认可行方案

可行性论证需要对政策方案做出"是否可行"的结论,属于带有明显价值倾向性的活动。前述表明,决策者由于所涉及的种种利益关系,难以抛开个人感情，对论证程序、内容、结果进行冷静的回顾与审视。尤其当某些政策方案涉及因素众多、影响深远、存在较大的研究难度时，仅靠决策者的经验、知识、能力与精力，甚至群众的共同参与，难以胜任论证工作。

因此，可行性论证需要研究比较复杂的情况时，仅靠过于简化的方法难以获得预期信息。而研究者可保持与待论证方案间适当的距离，也就能以价值中立的态度进行研究和分析。更何况研究者位于所研究领域的前沿，具有自身的技术优势，可运用系统观点对复杂方案展开科学分析，考察待论证对象的整体与部分、部分与部分、整体与外界环境的相互联系、作用和制约关系，在此基础上根据所收集信息，运用多种定性定量方法分析、评估和初步选择方案，帮助决策者及相关人员深入了解和认识政策方案。因此，对大型政策方案进行可行性论证，需要由经过专门训练的、多学科（如政治、经济、技术等）的研究者进行集体协作，在明确政策问题的基础上分析政策方案，获得方案整体"是否可行"的结论，供决策者参考。

5. 可行方案的优化处理

在确定最终方案阶段，研究者处于辅助地位，应当尊重决策者的权利，在决策者的委托和指导下参与工作。在可行方案的优化中，研究者应坚持研究的独立性与客观性，听取并参考决策者的意见。但论证一定要结合实际，运用科学方法与程序获得自己的结论。当研究结论与领导意见不一致时，除做好解释工作，还应明确该建议仅为决策者提供参考依据，而不是最终的决断结论。

研究者的具体任务可归纳为几类：其一，为保障政策方案在未来环境中能够顺利实施，研究者通过预测以估计政策方案的后果，进一步缩小事件可能性的空间，提高决策成功的系数，并将预测分析的结果提供给决策者。其二，研究者通过一定的评估技术和数学模型，对各种方案进行全面比较与评价，从而明确方案的优劣。其三，研究者确定可行方案后并非一劳永逸，还要对方案进行敏感度检验，事先设计应变措施，减少意外的发生。其四，如果通过试验检验政策方案时，研究者还应跟踪调查以了解试验效果，根据反馈信息明确方案的利弊所在，提出针对性的修正措施，并交由决策者定夺。

6. 撰写可行性论证报告

研究者的分析数据及结论，提醒和警示决策者及相关人员在论证中克服失误、果断避险，并对论证效果进行全程监控。通过论证方案撰写的报告，将会澄清方案实施的某些模糊认识，引起决策者及相关人员的重视，从而赢得政策执行的主动权。

值得注意的是，政策方案如果投入规模较大，影响到国计民生，政府需要严格审批程序。此时，方案的可行性研究及审批方式，都应进行相应改革和调整。该类方案，应以相关行政管理部门为主体，召集方案的设计单位和有关专家组成专门委员会，展开可行性研究论证。此时，研究者通过充当决策者的"外脑"，借助自己在研究前沿的优势，弥补决策者在职责、能力与知识等方面的不足。

第五节　卫生政策执行资源配置与实施

一、政策执行的基本概念和原理

（一）基本概念

所谓政策执行，简言之，就是政策方案被采纳后，把政策规定的内容转变为现实的过程，即把观念形态的东西转变为现实形态的东西。具体地说，是遵循政策指令所进行的变革，是为了实现政策目标而重新调整行为模式的过程，是将政策付诸实施的各项活动，其中以解释、组织和实施为主。

（二）目标

要达成"实现政策目标"的环节目的，需进一步明确以下几个必须实现的具体目标：

（1）明确在特定政策执行过程中究竟存在哪些影响政策目标实现的动力和阻力，包括动力阻力的来源、性质乃至大小，以明确政策目标实现的决定因素。

（2）明确政策执行方案，包括保持（增加）动力，减弱（消除）阻力的策略和措施，以明确应当如何实现政策目标。

（3）明确实现政策目标需要的资源是否落实到位，包括实现政策目标所需资源的种类、数量以及资源的配置情况，以保证执行工作获得必要的资源。

（4）明确政策实施过程中的偏差行为及所采取的纠正措施，以推动政策目标的各项措施落实，保证政策目标按照规定的程度和范围得以实现。

二、明确政策内涵和动力阻力分析

（一）明确政策内涵

1. 目标与原则

本步骤明确政策内涵是指明确前面环节为政策执行环节所提供信息，明确政策执行的信息基础。政策执行是在前一环节基础上的深入与展开，明确前一环节所提供的信息，是实现两环节有效衔接的基本要求，全面、准确地把握这些信息，是实现政策目标的基本保证。

政策从制订系统进入执行系统，发生了主体上的变化，对于政策执行者而言，需要首先明确的一个问题就是"政策究竟是什么？"。在现实执行过程中"明确政策内涵的具体形式"多种多样，但无论是何种具体形式，其目的都是为了让政策执行者能够全面准确地把握政策所包含的信息。

2. 步骤与方法

本步骤需要遵循和坚持的原则为信息完备，其中有 2 个层面的含义：一是前一环节为本环节所提供信息的完备性，二是政策执行者明确了政策中所包含的上述信息。

（1）检查确定前一环节"政策方案"所提供信息是否完备：政策目标、子目标，政策措施，政策实施对象、范围、资源。

（2）明确政策问题、问题的根源机制以及政策目标在政策问题根源机制中所针对的影响因素。

实现本步骤目的的具体形式包括学习、宣传、培训、沟通等，可以利用理解度分析的方法明确对政策内涵的理解和把握程度。经常采用的指标有知晓率、态度改变率、行为改变率等。

在公共政策执行过程中，存在着执行主体认识和理解公共政策的问题。对政策的精神实质"未吃透""对公共政策认识不够，理解不清，就难以正确、全面地执行"。"吃透"公共政策的原则为：第一，把握公共政策的精神实质；第二，理解公共政策的内在机制；第三，要考虑到公共政策之间的相互联系。即该政策是为了实现什么样的总体目标？为了实现这一总体目标还有哪些相互配套出台的政策？该项政策在政策体系中起着什么样的作用，主导作用还是辅助作用？

把握"政策的精神实质"可以理解为明确政策目标所要解决的政策问题、政策问题的根源机制，以及本政策目标所针对的是问题根源、直接影响因素抑或间接影响因素，政策属于"治标"性政策，还是"治本"性政策。

"理解公共政策的内在机制"可以理解为明确政策问题根源、直接影响因素、间接影响因素及其之间的关系。

明确"公共政策之间的相互关系"可以通过明确特定政策目标在整个政策问题作用机制中所处的地位，理解和把握针对各个影响因素的不同政策间的相互关系，即特定政策是治标还是治本，各项政策之间如何通过实现政策问题根源和作用机制中特定影响因素共同推动政策问题的解决。如果政策问题作用机制中影响因素间的相互关系形成了定量的表达，可以据此推算本部门所执行的政策目标实现程度和范围对整个政策问题解决的程度影响，形成对特定政策目标的量化认识。

（二）动力阻力分析

1. 目标与原则

对于政策执行者而言，明确了政策内涵之后，考虑的问题往往是应当如何实现政策目标。然而作为行为调整过程的政策执行环节，政策目标实现的程度和范围取决于政策执行过程中各方行为互动的结果。考虑如何实现政策目标，则需首先考虑应当如何推动各方行为主体按照政策方案规定的方向调整，从而达到政策所要求之目标。美国社会心理学家勒温提出"对于任何一项变革，都存在着动力与阻力2种对抗力量"。在政策执行的行为调整过程中，尽管行为主体受到各种各样因素的影响，各种因素之间的关系纷繁复杂，但大致可以将行为主体可能的行为归结为 2 类，即有利于政策目标实现的动力行为和阻碍政策目标实现的阻力行为。准确识别和界定动力和阻力行为成为实现政策目标的前提与基础。

2. 理论基础

所谓动力是指在政策执行过程中行为主体有利于政策目标实现的行为，阻力是指行为主体阻碍政策目标实现的行为。所谓动力阻力分析，是指在明确政策内涵的基础上，通过搜寻政策执行过程中影响到的相关利益者，分析特定政策对这些人群的行为影响因素，以此预测和判断后续执行过程中潜在的动力和阻力行为，为下一步制订执行方案奠定基础。所谓利益相关者，是指那些能够影响政策目标达成，或者在达成政策目标的过程中受到影响的个人以及群体利益集团。驱动政策执行过程是一个复杂的动态过程，其间涉及众多行为主体的活动，受到各种各样因素的影响，且相互之间的关系纷繁复杂。

确定寻找政策执行过程中的诸多影响因素中的关键因素和主要矛盾，有赖于深刻理解和把握政策和政策执行的本质。按照戴维·伊斯顿（D. Easton）的观点："公共政策是对全社会的价值作权威性的分配。"中国学者对此又进行了进一步的阐述："政策所体现意志的背后乃是各种利益，而且人们从事政策执行活动的动力也是由利益推动的。""在政策执行过程中的不同层次上存在利益多元化的主体，政策执行过程总是在相关利益主体之间实现利益的分配，不同利益主体之间的相互摩擦和推动，成为政策有效执行的强束。"由此，确认政策执行过程中潜在动力和阻力必须首先界定清楚政策执行过程中行为互动的"主体"——利益相关者。以政策执行过程中的利益相关者为线索，借用系统分析的思路，逐层理清其行为的影响因素，由此寻找和明确政策执行过程中的潜在动力和阻力。

3. 步骤与方法

（1）步骤。

实现本步骤的子步骤：①在明确政策内涵基础上，搜索界定政策执行过程中的相关利益者；②分析和明确相关利益者行为的影响因素（依据损益、认知、行为条件和其他选择4类影响因素分别寻找）；③综合影响利益相关者行为的影响因素，预测调查论证执行过程中潜在的动力阻力的性质及大小；④搜索政策执行过程中的相关利益者。

作为特定社会系统利益调整的政策执行过程受到诸多因素的影响，但各种纷繁复杂的影响因素，总是直接或者间接通过影响特定社会系统中的特定政策利益相关群体的行为发生作用。如能明确政策执行过程中的利益相关者，则可以明确政策执行过程中各种影响因素作用的发挥渠道，随之可以判断政策执行过程中动力和阻力的来源。

寻找达成政策目标的利益相关者可以采用2种方法。

第一，系统的搜索方法。所谓系统的搜索方法，是指借助政策问题根源机制，在特定政策执行环境中理解和把握系统搜索相关利益者的方法。政策问题作用机制的基本框架是问题与影响因素之间的关系，特定政策目标所针对的根源、影响因素与相关利益者之间存在必然的联系。政策方案本身包含了1个或者多个子目标，分别针对了政策问题的根源和机制的1个或者几个影响因素，各个影响因素在政策问题根源机制中通过一定的关系链与其他影响因素连接，依据政策目标在政策问题作用机制中所处的地位，遵循根源机制模型中影响因素之间的相互关系，界定政策问题运作规律中的利益相关者，可以逐步明确特定政策所涉及的利益相关者。

第二，关系链搜索方法。系统搜索方法的逻辑前提是政策执行者能够对特定政策问题的运作规律、政策问题的根源、影响因素和作用机制有系统完整的清晰认识，这个假设前提在理论上是最优的。现实执行操作过程中，也可以通过"关系链"的方法搜索特定政策执行过程中的利益相关者。一个形式上完备的政策对政策对象、执行者和执行所需资源都做出了清楚的规定，政策对象、执行者和执行资源的掌握者构成了政策执行过程中的直接利益相关者。社会作为一个复杂的系统，不同人群之间总是通过一定的联系直接或者间接的发生相互关系，这些关系构成了影响利益相关者的态度和行为的间接因素。以直接利益相关者为起点，通过不同利益相关者之间的关系（具体表现为"关系链"），可以进一步挖掘与这些直接利益相关群体相互作用的间接利益相关者，这些利益相关群体经过关系链的形式与直接利益相关者相连，通过直接利益相关者对政策目标的实现发生作用，在政策利益调整过程中对政策目标的达成发生间接的影响。进一步以间接利益相关者为起点，借助关系链的模型，逐层确定与其相互作用的利益相关人群。

对于关系链的分析可以借助网络分析。Jonathan D.Linton 提到，在相关利益者分析过程中最基本的分析模式包括 2 种：一种是轮形关系，构成基本的关系链分析手段；另一种是网络形关系，网络形关系链有助于执行者对利益相关者之间的关系形成更加丰富的认识。如果能够确定政策执行过程中的一个利益相关者（政策方案中对政策对象、政策执行者和执行资源规定明确），可以通过关系链的基本分析单位将与之相关的利益群体搜索出来，并按照其相互之间的关系逐步加以结构化和条理化。在下图中圆形代表了 1 个（一群）利益相关者，2 个圆形之间的链条构成了两者之间的关系（关系链）。这个过程可以直接采用绘制利益相关者网络结构图的方法进行。

（2）确认利益相关者行为的影响因素：按照古典经济学的基本假设（理性人）——"受利己心支配追求自身利益最大化"的假设，一个利益受损者构成了政策执行过程中潜在的阻力，一个利益受益者构成了政策执行过程中的潜在动力。如果进行简单快速地分析，只要明确了利益相关者的损益，动力阻力来源就可以明确。

在实际操作过程中，人的行为同其损益变化并不呈线性的对应关系，人的行为受到多种因素的综合作用。在明确了特定政策对执行过程中相关利益者的损益之后，需要进一步确定和识别影响利益相关者行为的其他因素。

社会系统论的观点为进一步明确政策执行过程中损益因素之外的影响因素提供了最基本的工具。利益相关者（个人或群体）总是处在一定的社会系统当中，其行为受到了社会系统中的内部结构以及外部环境的综合影响，可以分别依据利益相关者所处的社会系统确定影响利益相关者行为的因素，逐步将各类影响因素系统归类到相应的子系统，使之结构化、条理化。系统确定利益相关者行为影响因素通常依赖于对特定社会系统的基线资料调查。以卫生系统为例，可以依据不同利益相关者在卫生系统宏观模型中所处的子模（子系统）选择其中相应的概念和指标进行分析。

在进行利益相关者行为影响因素快速分析时，可以依据损益、认知、其他选择和行为条件4个角度进行。其中，损益是导致动力阻力行为的主要因素，但只有损益要素往往不足以导致出现动力或者阻力行为。

①利益相关者的损益（利益或者利害）：对于政策执行过程中的利益相关者而言，分析其行为的影响因素，首要分析政策对其造成的潜在损益（利益或者利害）。损益是导致动力阻力行为的主要因素。

依据政策目标所指向的利益调整方向与利益相关者在政策问题作用机制中形成的利益结构（个人层面的温饱、安全、交流、关怀和自我实现，组织层面的生存、发展和盈利等），判断这些利益相关者在后续执行过程中利益调整的方向，通过收益与成本相比的净收益，明确政策对这些群体形成的潜在损益。应当明确的是，利益相关者对损益的认识不仅仅是经济上的，也包括他们对个人和群体生存、安全、地位、前途、理想、机会成本、风险等的综合评判。

②利益相关者的认知：利益相关者对损益的认知与损益的客观现实并不一致，往往是有偏差的；而人的行为是以其对客观的认识为基础，而不是以客观事实为基础。因此，不同的利益相关者受到自身认识能力等因素的限制，有时不能对自身的损益作出正确的判断，特别是涉及短期利益和长远利益、局部利益和整体利益时。

区分认知因素的意义在于明确利益相关者对损益的判断与政策执行者对政策造成损益的判断并不一致，进行政策宣传的意义也在于此。政策宣传过程中，应当避免执行者主观认为政策对相关利益者有利，而忽视政策宣传的问题。

③利益相关者行为的其他选择：分析进行动力阻力行为还应当考虑利益相关者的其他选择问题。按照政策目标的方向调整行为对利益相关者只是若干行为选择中的一种，多种选择可能都会为利益相关者带来损益（所得收益与支付

成本相比的净收益），但是不同选择之间的损益存在差异。

区分其他选择因素的意义在于采用动态的观点分析利益相关者的行为。任何利益相关者有多种需要或者有多种需要的满足形式，其潜在的行为是多种选择竞赛的结果。利益相关者往往依据"两益相比，取其重；两害相权，取其轻"的原则比较多种选择而作出行为。

其他选择因素的区分提示政策执行者在进行动力阻力分析时，不能单纯地考虑将政策对利益相关者的损益同潜在动力和阻力等同起来，尚需考虑利益相关者是否有来自其他选择的收益。

④利益相关者的行为条件：条件是指致使偏离行为得逞的各种客观因素。常见的条件因素有能力（资源、技术、能力）、权威、组织（权力结构、组织规范、组织资源、奖惩体系、组织文化、监控体系）和制度（政治、经济、文化）等。这些因素可以依据利益相关者在特定领域政策系统中所处的子系统的结构特征加以明确。例如：中国直线式的政府组织结构，民主集中制的干部任用体制，完善和良好执行的干部纪律、行政纪律、国家法律法规等都是约束和控制利益相关者行为的良好条件。

（3）调查论证和预测判断动力和阻力性质与大小：明确了政策执行过程中相关利益者潜在的损益、主观认知和客观条件，依据专业知识、经验和对特定社会系统运作规律的把握，可以大致判断这些利益相关者在执行过程中的行为方向。对于初步确定的行为影响因素进一步进行调查论证，预测利益相关者在执行过程中的动力阻力行为的大小。

主观认知和其他选择可以通过量表测量的方法进行。常用的调查方法包括：自评量表法，把人对某事物的态度划分成若干个等级，把可选择的答案一一列出。可以有两点（是否）法，三点法、五点法等。常用量表的形式包括总加量表法、平均量表法和普通量表法。所谓的两点法，如果用"支持"和"反对"来描述，则形成了政策执行过程中所谓的动力和阻力；如果进一步通过三点法、五点法、九点法，或者更多的划分，可以形成测量不同利益相关者动力阻力强度的方法。经济损益可以使用通过货币损失的或者获得直接加以推算，其他类型的损益主要借助于量表测量的方法进行。行为客观条件的量化表达需依据特定政策所处的系统特征进行。以卫生系统为例，相应的指标可以在卫生系统宏观模型中分别明确其所坐落的子模，借助对应的概念和指标将其量化表达。

在确定与获取不同的影响因素相应指标的基础上，借鉴行为科学（包括社会学、心理学）、经济学、管理学、规划与评价等学科的原理，运用多因素分析、专家和地方工作人员咨询、经验等方法确定影响程度和优先顺序，预测潜在动力阻力行为的性质和大小。

本环节中最为主要的是系统分析和预测的方法。在系统搜索政策执行过程中的利益相关者依据政策问题的根源和作用机制，主要采用系统分析逐层寻找相应的利益相关者，明确这些利益相关者的潜在损益和主观期望，进一步依照系统分析的原理，按照利益相关者所处子系统分别寻找影响相关利益者行为的客观条件和影响其主观期望的认知因素。最后可以采用意向调查、文献论证、数据模拟、专家咨询、现场调查等具体方法对影响因素之间的关系进行多方论证。

在明确了利益相关者的影响因素之后，需要对其行为进行预测，常用的定性预测方法包括：德尔菲法、主观概率法、情景预测法；常用的定量预测方法包括：回归预测法、马尔可夫概率预测、时间序列和趋势外推法。对于预测方法，可以在政策执行的实践过程中根据不同的情景采用不同的方法。定性的预测方法注重事物发展在性质方面的预测，简单实用；其缺点在于容易受到个人的知识、经验和能力的影响。定量预测的方法注重事物发展数量关系的分析，依赖于历史统计资料，对信息资料的数量和质量要求较高。

（4）关于动力阻力分析方法的讨论。

1）对传统的动力阻力分析的拓展：传统的动力阻力分析是将政策执行过程中的影响因素视为单独作用于某种状态的单个因素，采用"头脑风暴"对各个单个因素进行分析。传统的政策执行著作往往注重政策执行过程中的单个影响因素的确认，而忽视将这些影响因素转化为实际操作。

虽然目前尚无政策学著作在现有步骤中谈及动力阻力分析的问题，但从其论述执行过程影响因素的论述中可以发现，多数著作认为只有利益单个因素在起作用。

决定行为的因素多种多样，前文在政策执行过程中利益相关者的行为影响因素中引入了损益、认知、其他选择和条件4类变量，说明每个主体的行为都是一个系统，非单个因素决定其行为。

引入4类变量的意义在于正确判断潜在的动力阻力行为。尽管损益是导致动力阻力行为的主要因素，但只有在这4类要素同时具备的情况下，才会导致行为主体采取动力阻力行为，只有1个要素不足以导致出现动力和阻力行为。

需要明确的是，上述4类影响因素中都包含了若干具体影响因素，例如：影响认知的因素包括知觉、价值观等，行为条件主要包括能力、组织、制度等因素，其他选择实际上是考虑损益的机会成本问题。通过对动力阻力的拓展，可以进一步将行为主体的其他行为影响因素归入相应的类别。

如果用 F 表示特定动力或者阻力；用 I_m 表示损益因素，用 P_n 表示认识因素，用 C_i 表示行为条件；用 O_k 表示其他选择。

则 $F=f(I_m, P_n, C_i, O_k)$

2）模型对执行手段和方法选择的意义：在政策执行过程中采用的手段和方法，总的指导原则是增加动力、减小阻力。各种执行手段和方法的选用可以依据上述模型中确定的4类影响因素进行相应的选择。

在特定的政策实施过程中，政策本身对利益相关者造成的损益往往是不能改变的，但利益相关者潜在的行为并非因为自身的损益而不能改变。可以通过改变4类影响因素中的某个或者某些因素调整利益相关者潜在动力阻力行为的方向和强度。

对于损益因素，可以选用配套措施、奖惩措施等间接改变利益相关者潜在损益的大小；对于主观认知的影响因素，主要通过宣传、教育、沟通（解释政策内涵和改变价值观念）等手段和方法来改变。对于行为条件的改变，主要通过组织结构调整、规章制度和标准化作业程序的建立或者改变、自由裁量权的控制、执行人员培训、财物资源等手段和方法来改变。对于利益相关者的其他选择的调整，则需要综合运用上述手段和方法进行。

由于是 4 类因素共同推动了动力阻力行为的出现，所以在实际工作中，更多地表现为针对 4 类影响因素手段和方法的综合运用。但是综合运用并不意味平均使用，借助于上述思路可以明确不同利益相关者行为的主要影响因素，从而明确所采用的各种执行手段和方法的重点。

三、制订执行方案

执行方案是构建政策执行思想模式的过程，在政策执行的总体过程中承担着提供行动规范的作用，规定了政策执行遵循的具体路径，为政策执行的全过程提供"线路图"，决定着政策目标实现的程度和范围。

制订政策执行方案，就是根据政策内容的要求和实际情况，把政策规定具体化为一系列行动细节，使政策执行活动有遵循、有组织、有步骤地进行。制订政策执行方案的目的是为了明确实现特定政策目标所需开展的工作，将特定政策转化为适宜于执行者直接开展的工作。

本步骤是围绕政策目标，根据已经明确的动力阻力，结合执行者掌握的资源，设计出若干执行策略，然后对各个执行策略进行评价，从中确定最优策略。将确定的执行策略逐步细化、量化和明确，形成具有可操作性执行方案的过程。在政策执行方案步骤中有 4 个关键点需要注意，即政策目标—执行策略—执行工作—执行方案。

政策执行过程由多层次的决策活动组成，这里所阐述的执行方案制订的过程实际上是政策执行者对政策方案的再加工、再决策过程。政策执行方案制订的过程在本质上与政策制订者的政策方案研制过程相似，但是两者之间又存在不同。

在本步骤的过程中所遵循的基本逻辑线路是"政策目标—执行策略—执行工作—执行方案"。因此，实现本步骤目的可以通过 2 个步骤来完成。

一是根据政策内涵和动力阻力分析结果，针对实现特定政策措施中所包含的动力阻力，设计和选择相应的执行策略。

二是根据政策执行策略的目标，分别形成达成政策执行策略目标的措施，以此建立政策执行计划中的目标体系，设计实现各个子目标的措施和方法，形成执行工作。明确各项工作相互之间的逻辑关系，确定各项执行工作同时间、资源等要素之间的关系，形成政策执行方案。

（一）执行策略设计

1. 目标与原则

政策执行策略存在的逻辑前提是：①一个政策目标（或者一个政策措施的目标）可以按照不同的路径实现；②通过不同路径的选择和执行人员的努力可以改善政策目标的实现程度和范围。所谓执行策略是指：实现政策目标和落实各项措施基本路径的规定。执行策略设计的过程是为达到政策目标，根据动力阻力分析结果，结合执行者掌握的资源尽可能多地设计出达到政策目标的路径和方法。

2. 理论基础

设计执行策略可以遵循以下几种基本思路：①增加新的动力；②增加动力的强度；③消除阻力；④减少阻力的强度；⑤将1个（或者几个）阻力变为动力。实现上述思路的具体手段多种多样，常用的手段包括：宣传、教育、沟通、参与、促进、支持、协商、奖惩、强制等。

理论上，针对每一条政策措施中包含的动力和阻力都可以形成一种策略，即落实该项政策措施的一种路径和方法。在实际执行工作中，执行策略设计尚需考虑执行者自身的资源，包括组织、人员、资产、经费、文化、能力、知识等。执行策略设计是外部影响因素和内部资源两方面相结合的考虑。

执行策略拟订以后，需要对每个策略的优劣进行分析评价，进而从中选择一个相对最优的策略。

对执行策略进行分析评价首先需要确定分析评价的标准。不同决策者对策略选择的标准不同，形成了不同的执行策略。决策标准可以是单个因素，但更多的是多个因素。对于多因素的决策标准，可以采用多目标决策的思想，即按照决策因素重要性排序，选择其中的主要因素作为主要决策标准，并将其他因素转化为约束条件。

对于多数政策执行而言，涉及不同群体的利益，执行策略的选择过程是一个复杂的多阶段多群体博弈过程。对于这些因素哪些是矛盾的主要方面、哪些是次要方面，它们之间重要性的相对差异程度如何，都是执行方案的决策者在确定决策标准的时候需要考虑的。不同的决策者对于上述问题有不同的理解，也就造成了不同的决策标准和选择不同的执行策略，最终导致不同的政策目标实现程度。应当明确的是，执行策略是对动力阻力的平衡，无论选择何种执行策略，政策执行过程中都存在若干动力和阻力。

3. 步骤与方法

执行策略设计包括设计执行策略和选择执行策略 2 个步骤。政策执行策略的设计以政策目标和动力阻力分析结果为依据，主要依靠逻辑推理的方法，借助于因果分析法、相关分析法，以及各种专家咨询等定性方法和数学、统计预测方法，特别是运筹学方法等定量方法。

（二）执行工作设计

1. 目标与原则

所谓执行工作是指：按照政策执行策略实现政策目标所需的各项具体措施和办法，可供执行人员直接进行的具体工作。政策执行方案的最终表现形式为所开展执行工作的线路图，并且这些工作任务是实现政策目标的先决条件。政策执行方案制订的过程就是寻找达成政策目标"合理工作任务"组合的过程。

2. 理论基础

实现政策目标是政策执行方案制订的最终目的，政策执行策略是实现政策目标的手段和方法。政策执行策略的目标对于政策目标而言，即构成了次一级的目标，与政策方案研究过程中思路形成有所不同，执行策略一经确立，则完成了对政策措施的第一次分解。根据政策执行策略的目标，分别形成达成政策执行策略的措施，这些措施又构成了次一级的目标，理清执行策略的目标和各子目标之间的层次关系，建立政策执行计划中的目标体系。

政策目标的实现程度有赖于政策执行方案中各个子目标的实现，实现政策执行策略中子目标的方法措施所需要开展的执行工作，执行工作是达成政策执行策略中特定子目标的方法或者措施。

在政策执行方案中需量化经过定性分解的执行工作，保证这些政策执行策略中子目标的达成，并在此基础上围绕定量的目标值对各种方法措施所需资源等做出明确的规定，实现执行工作定量化。

从政策目标到执行策略到执行工作过程的完成，形成了围绕政策目标，以执行工作为基本组成单位的结构体系。

3. 步骤与方法

政策执行方案中各项指标的确立过程中需要吸收、借鉴各领域现有的指标体系，辅之于专家咨询、德尔菲、运筹学等方法作为补充。执行工作的形成主要采用目标管理和项目管理方法。

（三）工作流程设计

1. 目标与原则

在形成执行工作基础上，需要进一步设计执行工作流程，即建立执行工作同时间之间的关系。确定执行工作同时间之间的关系是建立在理顺执行工作相互之间逻辑关系基础上进行的，执行工作之间逻辑上具有系统和层次的关系，呈现多维的特点；时间则呈现一维的特点，建立两者之间关系的过程就是将执行过程流程化的过程。

2. 理论基础

首先应当确定单个执行工作所需要的时间，按照执行工作之间的逻辑关系形成各项执行工作与时间之间的对应关系。工作与时间之间的关系主要包括4种："结束－开始"关系，（一个任务完成之前另一个任务必须结束）、"开始－开始"关系（2个活动必须同时开始），"结束－结束"关系（2个工作必须同时结束），"交错的开始"关系（一个工作可以在前一个工作结束之前开始）。计算单项执行工作时间和执行方案总时间，以及确定执行方案关键路径的具体方法和技术可以参看计划评审技术的有关著作。

执行工作流程具体表现为依照执行工作与时间之间关系排列的执行工作"线路图"，其中表明了各项执行工作在不同时间段上的"前后"关系，以及在同一时间段内各项工作"左右"之间的关系。不同时间段的相对划分构成了政策执行方案中的实施阶段。所谓实施阶段,是依据各项执行工作与时间之间的关系形成的,需要在同一时间段内完成的若干执行工作的总和。同一时间段内需要达成的各项执行工作的目标构成了政策执行方案中的阶段性目标。

在实际工作中,政策执行方案的内容十分丰富,包括各个部门的派生计划、预算(数字计划)、宣传计划、协调控制计划等内容,共同构成了政策实施方案的计划体系。执行者在行政体系中所处的层次不同,一般来说,层次较高的执行者制订的执行方案对各项执行工作进行粗线条(定性)的规定,层次较低的执行者制订的执行方案对各项执行工作进行精细(定量)的规定。

3. 步骤与方法

执行流程的设计主要采用计划评审等网络分析的方法。

四、执行资源配置

执行资源的配置过程中有科学性和政治性的两面性。现实执行过程中,无论是执行资源的筹集,还是执行组织制度的设计, 相当程度上取决于执行者的个人能力,甚至"执行艺术"。所谓"政治性"的一面并不能排斥科学。

对政策执行资源的配置过程可以利用动力阻力的基本思路进行分析,希望提醒政策分析人员重视政策执行过程中政治性和博弈性的一面,同时希望帮助政策实践者在实际工作中对各种影响因素进行系统的和科学的思考,将政策执行资源配置这一容易被忽视的过程纳入科学的视野。

在政策执行资源的配置过程中,对于资源掌握者而言,其本身属于政策执行过程中的利益相关者,可以遵循前述动力阻力分析过程所使用的思路进行分析。

五、政策实施

在政策实施阶段之前,即使政策执行人员拥有了全部的资源,政策执行的结果仍然不能保证,必须采取相应措施实现政策目标。政策目标的实现将导致政策执行过程中的相关利益主体得到或者失去某些东西,政策执行方案的内容反映了何时、何地由谁如何使用资源去实现政策目标，政策实施的过程则是依照政策执行方案的规定，具体开展执行工作的过程。

政策实施过程是一个动态的过程，包括了各种各样的活动，这些活动可以分成 2 类，一类是执行人员按照政策执行方案的规定具体开展执行工作；另一类是上级执行人员给予政策执行人员一定的刺激，推动和保证各项活动按照执行方案实现政策目标的过程。如果没有强制或者刺激，执行机构一般会抵制政策的变化。

政策执行方案本身是一个系统的体系，其构成的基本要素是各项执行工作，执行任务之间的相互关系形成了系统要素之间的结构。政策目标能否实现不仅有赖于系统中各个要素的实现，更为重要的是各项执行工作按照相互之间的关系（要素之间结构）进行。本步骤的思维逻辑可以遵循"执行工作→执行工作之间的关系→政策目标"的逻辑线路，这种逻辑线路只是思维过程中的逻辑，现实执行过程是通过一系列相互联系的活动完成的，各项活动往往不能清晰地划分出彼此之间的界限。

实现本步骤的基本思路就是执行控制，即保证实施过程按照政策实施方案进行，防止出现执行偏差。执行控制的具体手段和方法多种多样，经常使用的方法和手段有协调和控制 2 类。尽管各种具体手段和方法各自强调的重点不同，但都是以执行方案为依据，以识别偏差为基础，以采取干预手段为内容，以实现政策目标为目的。

（一）协调

正是基于上述执行方案制订和传递过程中的不断分解，形成了执行过程中 3 种类型的协调，纵向协调，横向协调；纵横交叉的综合协调。根据协调主体的内容不同，可以分成人与人之间的协调、人与工作之间的协调、工作与工作之间的协调。依据执行机构（执行人员）之间的关系，又可以划分为执行机构内部不同执行人员之间的协调，不同执行机构之间的协调，执行机构与其他机构之间的协调。

尽管协调的内容丰富多彩，但是政策执行的过程始终是围绕政策目标进行行为调整的过程，因此，协调的关键是对人的协调，是对政策执行过程中执行人员和执行机构之间行为的调整。政策实施过程中协调的基本手段是行政手段，运用沟通、命令、指示、规定、规章制度等具体形式实现不同执行人员和执行机构之间的有序运转。协调工作采用的具体方法主要包括：任务协调法，时间协调法和会议协调法等。

（二）控制

1. 目标与原则

在政策实施过程中需要考虑的第一类活动是控制，保证政策执行过程按照政策实施方案开展。控制是政策执行过程中的质量保障活动。具体而言，控制是政策执行过程中，控制主体按照一定的标准，对控制对象的执行行为进行检查、控制、督促，保证政策目标实现的过程。中国常见的控制形式包括政党的监督、国家权力机关的监督、政府机关内部的监督、司法机关的监督和社会舆论的监督。

2. 理论基础

（1）控制的依据和标准：在政策实施过程中依据的标准是政策执行方案，因此政策方案制订的科学性和精确性就成为政策实施过程能否实现政策目标的关键。控制的基本思想在于发现偏离政策执行方案的行为，给予纠正措施，使得执行工作按照执行方案进行。政策执行方案中明确了各个执行部门和执行人员的执行工作，包括需要达成的目标、规定的时间、职责以及相应的工作制度，这些内容构成了各项控制活动的依据。

（2）偏差行为的表现形式：所谓偏差行为，是指偏离了政策和政策实施方案的行为，偏差行为导致的结果表现为政策目标以及政策外目标的实现，最终结果表现为政策问题的解决程度和政策外的效果。政策执行过程中常见偏差行为包括政策架空、政策浮夸、政策缺损、政策替换、政策贪污等。固然，政策执行过程中偏差行为的描述值得重视，但更为重要的是，能够挖掘这些偏差行为的原因，并对潜在的偏差行为进行预测、测量和原因分析，为政策执行过程中的控制措施奠定基础。

（3）偏差行为的测量：偏差行为在实践中表现为 2 个层次，一是政策执行者（相关主体）的行为与政策目标的绝对偏离，形成政策架空、政策替换和政策贪污等现象。二是相关主体的行为与政策目标的相对偏离，形成"程度"上的差异。因此，对于政策实施过程中偏差行为的测量可以分成定性和定量2部分。偏差行为首先体现为政策执行人员是否按照政策实施方案开展了所规定的工作，其次是这些工作开展的程度如何，是否达到了规定的程度。

（4）政策实施过程中控制偏差行为的措施：在政策执行过程中所采用的纠正偏差措施包括2类，一类是通过改变或调整政策目标消除偏差，另一类是通过改变执行行为满足目标的要求。本节中侧重指第二种作用。

在特定的政策实施过程中，政策本身对政策执行人员造成的损益往往不可改变，上级执行人员主要通过权力的运用或者内部的奖惩等实现对政策执行人员损益的调整或者调整政策执行人员其他选择的损益（奖励和惩罚、激励和制约、权力和强制等措施）；对于主观认知方面的影响因素主要通过宣传教育沟通（解释政策内涵和改变价值观念）等方式来改变。对于行为条件的改变，主要通过组织结构调整、规章制度和标准化作业程序的建立或者改变、自由裁量权的控制、执行人员培训等手段进行，这些手段的基础是执行资源配置。在实际工作中，可以根据动力阻力分析环节中针对4类影响因素的措施综合加以运用。

3. 步骤与方法

（1）实现本步骤的原则。

1）围绕政策目标控制的原则：控制是为实现既定的政策目标服务的，因此要围绕政策目标进行。

2）依据执行方案控制的原则：本步骤的主要目的是保证政策执行人员按照政策实施方案开展工作，控制是以执行方案为标准的，没有执行方案，就没有控制依据实现政策目标。

（2）方法：本步骤中的指导性方法是系统论。系统目标是政策实施方案的总目标，系统构成的基本要素是各项执行工作，要素之间的结构体现为执行任务之间的相互关系，以此为依据，控制政策实施过程中的与执行工作相对应的人员或者机构的行为方向，推动系统目标的实现。协调、控制都是实现本步骤目的的具体活动，每一项活动又包含若干具体形式和方法。协调采用的具体方法主要包括：任务协调法、时间协调法和会议协调法等。分析协调活动经常采用博弈论的方法。控制采用的具体方法包括矩阵控制法，例如导向控制法以及各种预算和财务控制的方法。对于政策实施过程的偏差行为的测量主要体现在监督（监测）职能中，常用的方法包括观察法（视察、检查、直接观察等）、访谈法（听取汇报、质询、诘问、座谈和访谈等）、调查和审计等方法。在上述案例中，该政策的覆盖率达到 100%，总参保率 82%，规定应缴基金基本全部到位，政策运行较为平稳。

第六节　卫生政策评价的方法与分析

一、基本概念和原理

（一）目的、意义

政策评价，是指按照一定的价值标准，由具备专业资质的评价者作为主体，运用公认的科学研究方法，包括社会科学和自然科学研究方法，排除政策执行过程中环境等非政策因素的干扰，对政策的发展变化，以及构成其发展变化的诸种因素等进行价值判断，并以此作为确定政策去向的依据。

政策评价目的主要为：检验政策效果，确定政策未来走向的主要依据，合理配置有限资源，推进政策的科学化进程。在总结和借鉴现有著作提供理论的基础上，进一步结合政策评价的功能要求，围绕政策评价的基本目的，具体可以表述为下列 2 个方面：一是致力于将政策价值客观地加以体现，尤其是定量体现。也就是说，运用公认的方法和标准，评价特定政策方案的实施是否具有价值以及具有什么样的价值。二是为确定政策的去向提供依据。为了让公共政策收到预期的效果，政策执行一段时间后，政策决策者必须根据政策执行的实际情况，决定政策是"延续、修正、中止还是法律化"，而政策评价正是作出这种决定的主要依据。

因此，政策评价的关键侧重和需要完成的主要任务包括：①如何选择评价主体；②特定政策是否需要进行政策评价；③政策评价需要回答哪些问题，收集哪些信息；④如何收集评价所需信息；⑤如何保证评价资料信息反映政策实际效果；⑥如何将评价资料信息表达为效果描述；⑦如何依据效果描述作出评价结论。

政策评价是政策制订的中间过程，通过政策评价，人们不仅能够判定某一政策本身的价值，从而决定政策的延续、革新或终结，而且还能够对政策过程的诸阶段进行全面的考察和分析，总结经验，吸取教训，为以后的政策实践提供良好的基础。因此，政策评价不仅是政策过程的关键一环，也是迈向高价值的政策决策的必由之路。落实政策评价与政策制订过程的关系，应该着重把握政策评价如何为制订高价值的政策提供基础，而如何把握这基础，需要政策评价有明确的阶段目标，实现阶段目标的框架思路、步骤、原则、方法等，其中科学、合理和可操作是关键。

（二）目标

政策评价的 7 个基本任务，可被认为是政策评价过程的定性目标。这些定性描述的目标，可依据逻辑推理演化成一系列可考核目标和指标，完成这些可考核的目标，意味着科学地完成了政策评价的基本任务，同时也表明拟订的目标是可操作的。具体如下。

1. 明确特定政策评价的主体

（1）是否明确政策评价的主体。

（2）是否分析政策评价主体的优势和弊端，界定主体兼顾评价的公正性、过程把握、资料采集的可行性。

（3）是否拟订出保持优势、消除弊端的保障措施。

2. 明确评价可行性和结果可信性

（1）是否进行了评价制度化分析，明确政策评价制度化的程度，包括政策制订过程中评价计划是否具备。

（2）是否明确了评价制度化缺陷的弥补思路。

（3）对外部因素是否进行了分析，明确政策评价的可行性。①相关人员尤其是决策者的重视程度；②评价结论反馈机制的畅通程度；③所需评价资源的保障程度。

（4）对内部因素是否进行了分析，明确政策评价的可行性。①政策评价主体是否相对独立；②政策目的、目标（体系）是否明确；③各方对政策目的、目标（体系）认识是否一致；④政策效果是否可测量，是否相对稳定。

3.制订政策评价实施计划

（1）是否确定了评价重点和要点。

（2）是否对政策目标进行了再认识：明确问题—危害—政策思路—目标（体系）—方法等的可考核指标。

（3）是否明确了原目标外政策效果的可考核指标。

（4）是否针对其构建和完善了评价指标体系。

（5）是否围绕指标体系以及三类比较，形成了评价实施计划，计划中是否明确资料收集方法、对象和范围，以及相应质量控制措施。

（6）明确是否有足够的评价资源保障。

4.现场组织、资料收集、数据录入和分析、报告撰写

（1）一般的科研程序要求和标准。

（2）与既定评价计划相比完成程度。

（3）关键的结论是否客观公正。

二、制订政策评价实施计划

（一）明确评价主体

1.理论基础

明确评价主体，事实上就是确定谁来主持和进行政策评价。其中，内部评价，即组织内部的人员或机关从事评价工作具有下列优点：一是对于机关组织及其政策方案与实施过程有着较为全面透彻的认识；二是具有不断进行监控与评价活动所需要各种条件的制度基础；三是在某一既定组织内，负责

政策评价的个人或机构，有机会直接影响政策执行过程，政策结论易于转化为确定政策去向的依据。外部评价人员具有如下优点：一是利于维持评价的客观性与正确性；二是善于运用科学的评价标准及评价方法，检验政策的基本理论及政策实际效果；三是某些时候不必依赖组织有限的资源进行评价工作；四是对于政策执行客体的主观感受与需求，可能比内部评价人员有更正确的认识。

所以，通过对评价主体行为特征的分析，如何扬长避短选择适当评价主体，是这一阶段的重点。其基本策略，是外部第三方评价为主，在此基础之上，通过制度保障消除其在获取资料、结论反馈等方面存在的障碍，从而达到兼顾评价的客观公正性、方法的科学性及结论反馈畅通性的目的。

2. 可考核和比较分析的目标

如前所述，在政策评价缺乏制度化的地区，政策评价工作不受重视、被怀疑甚至被排斥。在中国，目前大部分政策评价均可归类为内部评价范畴，主要是由政策制订者本身（或从属的政策研究机构）、人大政协等承担。前者的评价很大程度上表现了内部评价的缺陷，后者则呈现"舆论界及客体评价"的问题：评价不够系统，往往过于注意局部或受个人价值观影响，结论的科学性难以保证，对个别利益团体的过分关注反而对政策的总体实施造成损害等问题。明确评价主体的基本标准，是确保评价工作的"客观公正"和"系统全面"，为了"客观公正"，又衍生出评价工作能否"独立自主"地开展。在缺乏独立的第三方评价机构前提下，鼓励具资质的学术专业研究团体参与是一大进步，但要注意主体和决策者之间的系列问题。围绕这一标准，确立这一阶段的可考核和比较的目标如下：

（1）明确是内部还是外部评价。如果是内部评价，明确弥补内部评价弊端的措施。

（2）如果是外部评价，需要明确下列四方面的问题。

1）评价主体能够独立开展、保证客观公正的可能性。

2）评价主体对政策过程较全面把握和资料获取便利程度。

3）评价结果可直接反馈于政策执行和政策调整的机制。

4）评价主体的资质和能力。

（3）鼓励政策研究者或评价者，对一些重大政策，自主独立进行系统评价。

把上述目标用一系列指标加以判断，大致可以分析出政策评价主体的确定工作，是否符合"客观公正"的基本要求，如果对不同政策的评价主体进行比较分析，能够判断评价结论是否客观公正和系统全面。

（二）政策评价可行性分析

1. 目标与原则

顾名思义，政策评价的可行性分析，是在正式开展政策评价之前，先进行相应的情景分析，明确在特定政策环境下，政策评价能否做到客观公正、系统全面，能否达成政策评价的基本目的。在不具备相应条件下的政策评价，其结果的可信度是被关注的焦点。情景分析的内容包括：

（1）分析政策评价制度化的进程。明确目前要开展的评价，在哪些方面受到制度的保障，哪些方面没有。对缺乏制度保障可能带来的问题，如何弥补。

（2）分析政策评价所需要的外部条件和主要影响因素，包括：

1）相关人员尤其是决策者的重视程度。

2）评价结论反馈机制的畅通程度。

3）所需评价资源的保障程度。

（3）分析政策评价所需要的内部条件和主要影响因素，包括：

1）政策评价主体是否相对独立。

2）政策目的、目标（体系）是否明确。

3）各方对政策目的、目标（体系）认识是否一致。

4）政策效果是否可测量，是否相对稳定。

（4）总结归纳分析结果，明确本次政策评价工作的可行性，以及在这种条件下进行的评价，结果的可信度。

（5）从社会层面和技术层面，寻找弥补可行性分析暴露不足的针对性策略和方法。

2. 理论基础

政策评价的可行性分析，主要是分析社会层面难点的环境条件。而这些条件往往是相互影响和依赖的，一般而言，政策评价缺乏制度化保障的环境下，相关人员对政策评价工作不受重视、被怀疑甚至被排斥，政策评价所需的组织、人力等方面资源难以得到保障；即使有相应的评价，大多为简单的内部评价，倾向于以经验判断替代科学研究，难以保证评价的公正客观性，而从属的人员或机构进行的内部评价，往往受上级的压力左右，评价易成为论证领导意图的过程。

3. 操作步骤

政策评价的可行性分析过程非常简单，运用情景分析的思路和方法，首先是将可考核目标逐步化解为具体的指标，通过这些指标的单因素和综合分析，得出 5 方面的结论：①政策评价制度化的程度；②确定政策评价制度化不高带来的困难，拟订弥补的策略；③综合评价政策评价的可行性；④确定不可行的具体细节，并拟订弥补的策略；⑤确定弥补策略的效果，以及弥补后的总体可行性。

（三）制订政策评价实施计划

完成了政策评价主体确定和可行性分析工作，意味着政策评价的工作逐步进入技术层面，制订政策评价实施计划是技术工作的第一步，也是承上启下的关键一步。这里将介绍政策评价实施计划的目标和操作步骤。

1. 目标和产出

政策评价的实施计划，包括 2 方面的含义：一是评价工作各类保障的规范和依据，包括评价主体的定位，各类人评价资源的供给程度，所需资料的范围和可获得性程度，以及评价结果的反馈机制等；二是评价工作的技术规范，规范着后续评价的所有技术活动，包括评价的目标、内容、指标、数据收集和整理分析的方法，以及报告撰写的格式等。

上述概念包含 2 层含义，事实上也就是计划制订的目标。不过，到了制订评价计划的阶段，前述的社会层面的问题，也就是评价主体和可行性分析的工作已经有了着落，就像谈判已经达成了口头协议，只是要用文字描述和记录下来罢了。

狭义的政策评价实施计划，更多是指后面一种意思，即技术层面的工作为主。用一句通俗的话来说，制订评价实施计划，是要告诉人们：什么人、出于什么目的、根据什么标准、采用什么方法、对何类政策进行的评价？回答了上述 5 个问题，也即达成了评价实施计划制订的目的。

在这句话中，包含了政策评价的 5 个要素，即评价者、评价对象、评价目的、评价标准和评价方法，其中评价者是评价的主体，评价目的是评价的出发点，评价标准是评价的准则，而评价方法则是评价赖以实现的手段。对于特定政策的评价，就是由这些要素的有机组合构成的活动过程。因此，评价实施计划就是对上述要求用书面方式作系统、详细地论证与说明。同时，对前一环节已在制度层面的意向，在评价实施计划中加以具体落实，并对安排及使用加以详细说明。所以，制订评价实施计划的产出非常简单，是形成书面的计划，并落实相应的资源准备工作。这些具体的任务也大致构成了制订评价实施计划的流程和步骤具体任务表述如下。

（1）系统收集信息。围绕政策评价实施计划的形式内容，主要是收集"根源—直接（—间接）影响因素—问题—危害—政策思路—总体目标—目标体系—方法措施—效果"等信息。

（2）构建特定政策的评价指标体系。明确指标与"根源—直接（—间接）影响因素—问题—危害—政策思路—总体目标—目标体系—方法措施—效果"的联系，并确定每一个指标均可通过相应的资料收集方法获得。

（3）完成评价实施计划。结合上述 2 部分信息，同时明确资料收集对象、指标测量方法、资料收集方法拟用分析方法、时间安排、经费及人员安排。

（4）落实评价实施及分析阶段需要的资源，确保必需的人力、物资、资金准备落实到位。

2. 理论基础和思路

分析制订评价实施计划的目标和产出不难发现，其工作与政策研究者完成一份项目研究的标书大同小异。事实上，其基本格式也与项目标书雷同，包含评价依据、目的意义、评价目标、评价内容和难点、评价方法、技术线路、日程安排、评价产出、评价主体的基础和条件、经费预算、人力安排等。

制订评价实施计划，与研究项目标书的差异，主要体现在前者是命题研究，后者可以是命题，但大多数是自由选题。对特定政策的评价来说，政策是既定的，所以依据所有评价计划中包含的内容，都是围绕既定政策展开的。这些格式内容的讨论，不是该教材的侧重点，所以这里不详细展开讨论。

评价主体面临的是 2 种类型的政策：严格遵循政策制订科学程序的思路和方法，研制和执行的政策，以及没有遵循科学制订政策的思路和方法制订的政策，其中，经验和直觉的成分或多或少存在。前者可以继承广泛的基础信息，包括"根源—直接（—间接）影响因素—问题—危害—政策思路—总体目标—目标体系—方法措施—效果"等所有信息，以及这些信息之间的逻辑关系，包括定量关系、评价目的，是通过政策价值的判断，检验政策研制过程的科学性、逻辑性、合理性和可操作性，同时为政策修正等政策去向提供依据。

后者即没有遵循科学制订思路和方法制订的政策，往往只能给评价主体一份政策文本，评价目的是通过政策价值的判断，提供思路、方法，以完善和提高政策研制过程的科学性、逻辑性、合理性和可操作性，同时为政策修正等政策去向提供依据。这类政策往往是不完善的政策，评价的目标和内容，尤其是评价指标的确定，往往需要依据模糊的定性描述予以表述，评价者和决策者的争议会非常大。同时，这类政策的最大问题不在于有无效果，而是如何加强科学制订政策的方法学思路。而且，每个不同政策，其不完善之处五花八门、各不相同。所以，以这类政策作为政策评价计划制订的样板，难以具有代表性和说服力。

鉴于此，这里将以遵循政策制订科学程序的思路和方法，研制和执行的政策，讨论评价计划制订的思路。事实上，围绕特定政策，有了"根源—直接（—间接）影响因素—问题—危害—政策思路—总体目标—目标体系—方法措施—效果"等所有信息，完成一份形式上的评价计划，是非常简单的工作。评价的背景和依据，可以取材于问题、问题的危害，以及前期政策制订过程所做的工作，目的前面已经提及，目标、研究内容和指标从"危害—政策思路—总体目标—目标体系—方法措施—效果"之间的信息中搜寻，外加注意观察目标之外的政策效果。本章讨论的"政策评价步骤和方法"，是政策评价的指导性方法，每个步骤中提及的为常用的具体研究、资料收集和分析方法。政策评价步骤和方法以及每个步骤期望获得的结果，是技术路线的基本框架。计划中涉及的其他内容，已经不同程度地描述过，在技术上也不是重点。

3. 步骤与方法

（1）系统收集信息：系统收集信息，首先，是要熟悉两方面的信息和内容。一是政策评价计划的基本形式结构。如前述，包括评价依据、目的意义、评价的目标、评价内容和难点、评价方法、技术线路、日程安排、评价产出、评价主体的基础和条件、经费预算、人力安排等。二是要继承和吸收前期政策制订过程所有工作的信息，主要是"根源—直接（—间接）影响因素—问题—危害—政策思路—总体目标—目标体系—方法措施—效果"等信息。

其次，是依据政策评价计划的基本形式结构，按思路中所示，将前期继承的信息，尽可能逐步撰写，形成基本的计划框架。同时，分析和掌握信息不足和缺陷之处，做到心中有数。

（2）研制和构建政策评价的指标体系：围绕需要评价的特定政策，构建评价指标体系，是政策评价过程的关键，也是技术层面工作中难度最大的工作。要顺利构建评价指标体系，需要做好下列两方面的具体研制工作。这个过程需要逻辑推导和系统收集结合。

一是明确政策目标内的效果或价值指标。如果该项政策的制订，基本遵循了政策制订科学程序，明确政策目标内的效果指标，主要是依据前继阶段积累的资料，进行逻辑推导和演绎的过程，也就是说，前期工作的扎实程度，决定着评价工作的容易程度。如果该项政策的制订，基本上没有遵循政策制订科学程序，则前期工作不可能有丰富的资料积累，这时需要的是系统收集，基本思路是"政策问题确认"阶段提供的思路、步骤和方法。

政策目标内的效果或价值指标，主要根据"根源—直接（—间接）影响因素—问题—危害—政策思路—总体目标—目标体系—方法措施—效果"等信息推导。政策目标外效果，首先，是系统收集潜在的政策目标外效果（文献和论证）；其次，与前期研究的"根源—直接（—间接）影响因素—问题—危害—政策思路—总体目标—目标体系—方法措施—效果"等信息进行比较，运用排斥法，类似的排除，不同的保留；最后，对所列的目标外效果指标化和量化，最后定性定量多重论证。

（3）完成评价实施计划：如前所述，政策评价的目标和指标体系构建，是制订评价计划中最关键和最困难的工作，在完成了这些工作之后，以此为依据，去逐步完善评价实施计划，一般不存在明显的困难。如，指标的细化和描述可以形成评价内容。另外，还需要简单提示的是方法学等几方面的任务。

一是资料收集对象。除已有统计资料、文献等，政策评价指标测量值的确定多依赖社会调查来实现，用于收集资料的对象多为政策客体人群，少数情况下指标测量值的对象是事物。当资料收集对象为多样本时，明确采取普查的方法对每一对象进行调查，还是采用抽样方法进行调查；如果采用抽样方法进行调查，确定采取何种抽样方法进行抽样。

二是指标测量方法。多数的评价指标测量需要进行社会调查获得，但是有些指标测量也需要用实验方法加以测量，如一项旨在减少城市污染的公共政策，那么它的评价指标中必然要有空气污染程度的指标值，这类指标值需要用实验方法测量获得，计划中必须明确需要收集的指标及描述。

三是资料收集方法。收集资料方法取决于指标体系中的具体指标，主要为实验法与调查问卷法，同时充分利用现有统计资料，避免重复工作并可节省人力物力与时间。

一般来说，定量资料的来源，主要包括决策部门提供的政策相关统计资料、政策运行的观察资料，评价者需要从决策部门尽可能收集到如下资料：政策的规模、政策作用客体的构成情况、执行者与政策作用对象的接触情况、政策作用对象接受政策后的一般体验、政策成本、政策作用对象参与政策前后的一般表征变化等。这些资料有些可能是尚未进行定量的，但是决策机构的直接判断也是评价者在评价过程中需要参考的一个重要方面。政策运行的观察资料则需要评价者设计科学的调查问卷来获得。为保证调查结果的客观可信性，调查问卷的设计过程需要很多技巧和技术，在社会科学研究方法类的专著中均有详细描述，评价者应针对特定政策的实际情况选取。

定性资料主要通过对政策作用对象及相关人员的访谈获得。对政策作用对象的访谈，是指评价者在评价实施过程中，与政策作用对象进行非正式而自然的访谈，以了解到政策作用客体的参与情况、受激励情况、对政策的满足程度、政策的进展情况等。对相关人员的访谈，是指评价者有时必须与地方官员、其他政策的执行人员、重要地方机关人员、社区领导进行非正式的访谈，以了解他们对政策价值的判断、评价政策有益于或有害于社区的程度、对政策持续的看法，这些定性资料可以通过半定量化处理将其转化为半定量资料，也可以直接以定性方式对评价结论加以描述，作为定量分析的重要补充。

三、政策评价实施与分析

（一）收集所需资料

公共政策的作用对象是社会事物，即使一些针对自然资源等事物所制订的政策，在实施过程也需要通过对人的行为加以鼓励或限制，根本目的仍然是为了促进人类社会的发展。因此，对公共政策进行评价，必然要获取 2 类数据，一类是公共政策作用对象对政策的主观感受，另一类是对公共政策运行后社会系统相关参数的变动值。

这个阶段的目标，就是要将上述 2 类数据收集出来，数据又可以根据评价的目标，分为政策前后（有无）的政策对象及社会环境的状态，以及政策对象与社会环境间的相互关联、相互作用及影响。

要获得这些数据，除收集利用现有资料和实验法获得外，开展社会调查是最重要的手段。政策评价调查中，常用的 2 类方法为问卷调查与定性访谈，其中问卷调查是最常采用的调查方法，主要优势在于可以获得定量数据，便于后期的定量分析；定性访谈（访问法）虽然缺乏对数据资料的定量，但是在发现评价实施中存在问题的广度方面、探索问题原因的深度方面，较问卷调查更为有效，往往可以发现一些研究者和决策者都没有察觉或没有引起重视的问题，因此如果条件容许，以定性访谈作为问卷调查的补充，会使评价结论更全面。

（二）常见的评价方法

1. 常用的定性评价方法

定性研究是研究社会现象的一种广泛采用的方法和手段。定性研究以问题开始，为了获得问题的答案，研究人员需要收集大量资料。定性资料通常是以文字、声音、图像形式表示，而不是数字形式。定性研究是一个发现问题的过程，并可以帮助解释定量研究的结果，回答事件为什么会发生。

定性研究的特征：

第一，定性研究人员面向自然世界，收集有关感官经历的资料，包括人们看到、感觉到、听到、尝到和闻到的一切。定性研究不是在实验室条件下进行实验或通过邮寄问卷进行，而是研究人员深入到社会，接触人们的日常生活，系统理解人们的生活经历。

第二，定性研究人员工作在现场，与人面对面接触。他们通过人文主义的多种方法，如听、说、看、读等试图理解人们怎样认识他们的世界。研究人员与人们交谈、就像他们的亲属一样深入其日常生活聆听他们的谈话、观察他们的居住空间、服饰、工具和装饰等。

第三，研究人员评价人们生活世界的一切，包括凌乱的东西。他们设想通过探索复杂的事物，获得对人们经历的详细理解。研究人员整体地、全面地将社会世界作为一个综合的系统来观察，而不是以可测量和统计处理的变量来观察，通常进行详细描述和解释而不是测量和预测。

第四，研究人员本身在定性调查研究中非常重要。研究人员系统地反映对人们日常生活的影响，因为他们进入到被调查者的世界，他们可能将被调查者的世界以某种方式定型。

第五，定性研究对于个人经历非常敏感。研究人员的世界观可能使整个项目定型。从最早的好奇到最后的报告，研究人员的个人经历是一面透镜，凭它观察世界。研究人员的性别、种族、年龄、政治、信仰等都影响定性研究的结果。

第六，研究人员试图不对社会世界提出刚硬的、先验的框架。他们想了解哪些是组成被访谈者生活的重要问题。在研究之前，往往没有正式的假释，但研究人员提出一些引导性问题。这种概念框架可以且常常被改变、修改和精练，或许更重要的问题被发现。另外，根据研究者对研究场所、被访谈者和研究项目认识的不断变化，研究活动也随之改变。

第七，定性研究依靠多方面和反复的复杂推理，它在部分和整体之间移动，如从理论到经验的演绎推理和从经验到理论的归纳推理。定性研究人员传统上是进行从特殊到一般陈述的推理，归纳多于演绎。

第八，定性研究是解释性的。定性研究注重描述、分析、解释。研究人员理解和描绘那些通过个人特有的社会经济、历史经历滤过所了解的东西。通过这面透镜，研究人员理解他/她所了解的、解释他/她所进入的世界。现场记录和访谈片段本身不能说什么，它们必须经过有思想的、伦理的和政治敏感的方式进行解释。定性研究的几种常用方法：

（1）深入访谈。是利用没有问卷或提纲的开放性谈话，或是利用准备好的访谈提纲（开放式问题）进行的访谈，问题的顺序不是严格的。这种访谈可能是与非故意选择的个体间随意的非正式谈话，或是与关键的知情者的正式访谈。这种访谈能产生一些想法和假设。

（2）专题小组讨论。是根据研究目的确定好要讨论的主要问题和目标小组，然后召集一小组同类人员在主持人事先准备的讨论提纲的引导下进行开放式讨论。

（3）选题小组讨论。是一种程序化的小组讨论过程，其目的是为了寻找问题，并把所发现的问题按其重要程度排列出来，也就是要在一个由具有各种不同既得利益、不同思想意识和不同专业水平的人组成的小组中发掘问题并排出先后次序来。

（4）观察法。是通过生活在另一种文化或亚文化环境中和参与被观察人的日常生活而收集资料。观察能使人理解生活的完整的文化模式，非语言表达的行为也能记录；它能产生假设并帮助解释由其他方法获得的资料。

（5）案例调查。提供与某个特定的人、家庭或事件（如医师和患者的关系）的经历有关的深入的定性资料。社会学研究中，在深入调查个人与机构的关系，研究某种行为发生的原因，解释某种观点、信念时需要用案例研究方法。

（6）地图法。绘制简单的地图或在当地已有的地图上，将有关信息或内容在地图上标志出来。了解某社区某现象的特点及其与周围环境的关系。可以由研究人员操作，也可由当地熟悉情况的人操作。

定性研究的抽样：定性研究通常对小样本人群进行深入调查，不像定量研究的目标是大样本人群以寻求统计学意义。

定性研究的抽样是目的性的而不是随机的。定性研究的样本通常不是全部事先指定的，可以随着现场调查的开始而发展。

2. 常用的定量评价方法

常用的定量评价方法主要包括数理统计学方法、软科学研究方法和卫生经济学方法。

（1）数理统计学方法：一般研究按照操作的难易程度，将综合评价方法划分为简单综合评价法和复杂综合评价法。简单综合评价法就是将总体中各项评价指标分别与相应的评价标准进行比较，然后根据一定的标准对各项指标的比较结果进行评分，将各单因素的分数简单综合，去评价总体状况。简单综合评价法有2种处理方式，一种是总分法，一种是简单平均法。复杂综合评价法通常包括以下8种：综合评分法、层次分析法、秩和比法、数据包络分析法、模糊综合评价法、Topsis法、功效系数法、因子分析法。这是研究最常采用的统计学方法。①综合评分法，是建立在专家评分法基础上的一种重要的综合评价方法。首先由参加评价的专家根据评价目的、评价对象的特征选定必要的评价指标，逐个指标定出评价等级，每个评价指标用分值表示。然后以恰当的方式确定各指标的权重，并选定累计总分的方案以及综合评价总分值的范围，以此为准则，对评价对象进行分析评价，决定优劣取舍。此法适用于评价指标无法用统一的量纲进行定量分析的对象。②层次分析法（AHP），该法用系统分析的方法，对评价对象依评价目的所确定的总评价目标进行连续分解而得到各层评价目标，并以最下层作为衡量目标达到程度的评价指标。③秩和比法（RSR），是多项指标的一个综合数，具有0~1连续变量的特征。不论分析的问题是什么，计算的RSR值越大越好。④数据包络分析法（DEA），是运筹学的一个新的研究领域。DEA方法的基础是决策单元（DMU）的"相对概念"，DEA借鉴了计量经济学的边际效益理论和高等数学中的线性规划模型，构造出生产可能集的分段线性的前沿边界，通过界定是否位于"生产前沿面"上来比较各决策单元之间的相对效率、规模收益，显示最优值（投影值），由于其基本思路是以各数据点的外包络面为基础的，因此这一方法被称为数据包络分析方法。⑤模糊综合评价法，可分为单层次和多层次模糊综合评价2种方法。前者根据统计方法或解析方法确定的各单项指标的隶属度，通过模糊变换得到关于评价对象总的隶属度，并以此判定评价对象所处的水平。在复杂的系统中，对某一事物进行评价，需要考虑的因素往往很多，并形成不同的层次，这样对诸因素权重的分配将会出现困难，对此，可以采用多层次模糊综合评价方法。它是在单层次模糊综合评价的基础上，进行多次模糊变换，得到评价对象的综合隶属度，并以此判定评价对象所处的状态或水平。⑥Topsis法，是系统工程中一种常用的决策技术，较早在工业经济效益的综合评价中得到应用。其基本思想是首先建立归一化的原始数据矩阵，找出有限评价对象中最优评价对象和最劣评价对象，然后通过计算某一评价对象与最优评价对象和最劣评价对象的距离，获得评价对象的接近程度，从而进行优劣的比较。⑦功效系数法，该法是依据多目标规划的原理提出的。其基本思想是通过一定的函数关系，将多种指标评价对象转化为同度量指标，然后经过指标的加权平均，形成综合指标，也称为总功效数，作为衡量综合目标实现程度的综合评价值。⑧因子分析法，该法是数据缩减的一种多元统计方法，是主成分分析法的推广。目的是以信息损失最少为前提，把众多的指标合成为数较少的几个不可观测的因子指标，使变量具有更高的可解释性。

（2）软科学方法：如灰色生成综合集成法。其基本方法与操作步骤是：首先将全部考核指标进行分类，一般评价指标包括 3 大类，即指标值越大越好的指标，指标值越小越好的指标，指标值既不能太大也不能太小的指标。其次用灰色生成理论与方法将各类指标值进行无量纲化数据处理。最后将各类无量纲化的指标值分别乘以各级指标的权重，然后相加得到被考评单位的最终评价分数。

（3）卫生经济学方法：主要包括成本效果分析、成本效益分析及成本效用分析。主要研究包括成本投入与效益产出之间的关系、卫生筹资公平性分析技术等。

1）成本效果分析：是评价卫生计划方案经济效果，是对各个方案实施结果直接进行比较分析和评价的一种方法。它是以最低的成本去实现确定的计划目标。任何达到目标的计划方案的成本越低，该计划方案的经济效益越好；或者任何一定数量的卫生资源在使用中应获得最大的卫生服务效果。成本效果分析一般有 3 种方法：成本相同时比较其效果的大小，效果相同时比较其成本的高低，比较增量成本和增量效果的比率。

2）成本效益分析：成本效益分析是通过比较各种备选方案的全部预期效益和全部预期成本的现值评价各种备选方案，作为决策者进行计划方案的选择和决策时的参数和依据的一种方法。其主要内容是研究一个方案的效益是否超过它的资源消耗的机会成本，只有效益不低于机会成本的方案才是可行的方案。主要方案有 4 种：①净现值法；②年当量净效益法；③效益成本比率法；④内部收益率。

3）成本效用分析：主要有①质量调整生命年（QALYs）；②失能调整生命年（DALYs）。

4）洛伦兹曲线：洛伦兹曲线研究的是国民收入在国民之间的分配问题，是美国统计学家洛伦兹提出的。它先将一国人口按收入由低到高排队，然后考虑收入最低的任意百分比人口所得到的收入百分比。例如，收入最低的 20% 人口、40% 人口等所得到的收入比例分别为 3%、7.5% 等。最后将这样得到的人口累计百分比和收入累计百分比的对应关系描绘在图形上，即得到洛伦兹曲线。

5）基尼系数：一般来说，一个国家的收入分配，既不是完全不平等，也不是完全平等，而是介于两者之间；相应的洛伦兹曲线，既不是折线 OHL，也不是 45°线 OL，而是像 ODL 那样向横轴凸出，尽管凸出的程度有所不同。收入分配越不平等，洛伦兹曲线就越是向横轴凸出，从而它与完全平等线 OL 之间的面积越大。因此，可以将洛伦兹曲线与 45°线之间的部分叫作"不平等面积"；当收入分配达到完全不平等时，洛伦兹曲线成为折线 OHL，OHL 与 45°线之间的面积 A+B 就是"完全不平等面积"。不平等面积与完全不平等面积之比，称为基尼系数，是衡量一个国家贫富差距的标准。

3. 定性与定量相结合的方法

如综合集成系统评价法。由于卫生政策评价是一项跨学科、跨行业、跨部门的庞大而复杂的系统工程，涉及多个学科的知识，因此在研究时用单一的方法已不能解决所有问题，必须将多种研究方法相结合，发挥多种研究方法的优势，对研究对象进行综合、系统评价。综合集成系统评价法的特点是：在定性分析中有定量分析，在定量分析中有定性分析，即将定量分析与定性分析相结合，对评价对象进行综合系统评价。

第七章　卫生绩效评价研究

第一节　公共卫生服务绩效评价发展概论

一、公共卫生服务绩效评价的概念

由于过去对卫生机构绩效的定义往往是各级医疗提供者、消费者及支付者根据他们各自的目标、利益及内部操作定义的（如对于患者来讲，绩效标准是服务质量），因此，难以客观反映医疗机构的真实绩效。所以在对公共卫生服务机构进行绩效评价前，必须首先明确什么是公共卫生服务绩效评价。

公共卫生服务系统作为国家卫生服务体系的一个子系统，在我国正得到迅速的发展，对该系统的绩效进行科学化的评价将有助于发现其中存在的问题并促进其健康发展。但各地公共卫生服务水平各不相同，对绩效评价的侧重也应有所不同。在不同的角度和不同的层次，"评价"的含义各有区别。

从哲学的角度来看，评价是一定价值关系主题对这一价值关系的现实结果或可能效果的反映。人们对自己价值关系的现实结果或可能效果的认识，以各种精神活动的方式表达出来。

从心理学的角度来看，评价是根据明确的目的来测定对象的属性，并将这种属性变为客观定量的计值或主观效用的行为。

公共卫生服务的评价是在尽可能客观的基础上，对公共卫生服务的服务质量、社会效益、经济效益和运行效率作出评价，从而为公共卫生服务的可持续发展运作和管理提供决策依据。

在公共卫生服务绩效评价方面,近几年我国学者分别从政策支持、资金投入、机构建设、服务过程及效益、效果等方面进行指标体系的建立。如梁万年从投入情况、服务的组织和管理、人力资源、服务内容和特征情况、服务的效果和效益情况、服务的费用几个维度对公共卫生服务进行评价。卢祖洵则从资源配置、费用控制、患者流向、服务提供、需方利用等方面对公共卫生服务机构进行评价。

二、公共卫生服务绩效评价的重要意义

绩效评价被认为是有效监督和管理医疗卫生机构的科学方法之一。近年来,随着卫生体制改革的推进,以基本医疗和公共卫生服务提供为主体的基本卫生保健服务机构(这里主要指农村的乡镇卫生院和城市的公共卫生服务中心),已成为卫生系统改革的突破口。设计一套实用的绩效评价指标体系和绩效测评工具,能够客观、公正、前瞻性地反映基本卫生保健服务机构的整体运作情况,引导机构健康、快速发展。

公共卫生服务绩效评价立足于政府(投资方)角度,多维度、深层次探讨基本卫生保健服务机构的绩效内涵和结构,力求构建一套基于现实、具有一定导向性的绩效评价指标体系和测量工具,对我国公共卫生服务机构进行综合绩效评价,真实、系统反映目前我国农村乡镇卫生院和城市公共卫生服务中心的运行状况和整体表现,为政府及行政管理部门实施绩效考核与管理提供依据,帮助政府中的卫生管理人员、基层卫生机构的管理者和研究人员系统地评价机构的绩效和服务质量,并提出改进绩效和服务质量的策略与建议。

进行公共卫生服务绩效评价的意义在于,通过对公共卫生服务绩效评价指标体系和方法的探讨,提高公共卫生服务管理的科学化程度;通过全面、科学评价公共卫生服务系统的效率、效益和公平性,为制订公共卫生服务发展规划和措施提供依据,确保公共卫生服务目标的实现。

公共卫生服务系统绩效评价是进一步提高公共卫生服务机构改善人民健康的有力工具,研究公共卫生服务系统绩效,对于促进公共卫生服务健康发展和提高公共卫生服务系统目标实现程度具有重要意义;同时由于公共卫生服务系

统绩效是卫生系统绩效的一部分，所以研究公共卫生服务系统绩效对于改善卫生系统绩效具有重要意义。对公共卫生服务系统进行绩效评价，可以督促政府更好地履行自己的职责，促进政府各部门之间的协调与合作，促进公共卫生服务更好地发挥"六位一体"功能，缓解"看病难、看病贵"的实际问题。虽然公共卫生服务系统目标、功能已初步定位，但是由于公共卫生服务系统的庞杂性，系统各组成部分、要素之间互相作用和互相影响，还需要对系统各个层面进行深层次的研究与分析，对系统面临的宏观环境及其他系统可能带来的影响进行分析，科学地选择评价指标，并从公共卫生服务系统的组织、公共卫生服务筹资、服务供方的支付方式、管制以及社会营销等对公共卫生服务系统绩效进行诊断，找出影响公共卫生服务系统绩效的因素，提出绩效改进的意见与建议。

三、公共卫生服务绩效评价原则

公共卫生服务评价不仅仅是对方案优劣作出评价，重要的是评价公共卫生改善状况以及人民健康水平提高状况，因此，公共卫生服务评价要按其适应社会经济政策的要求来衡量，也要按其适应人们的基本医疗卫生需求和经济水平来衡量。要满足这些要求，公共卫生服务的评价要把握公平、效率和可行性原则。

（一）公平原则

公平是指无论其收入水平的高低和支付能力的大小，居民对公共卫生服务拥有的数量和质量是相等的。公平又分为水平公平和垂直公平2种，水平公平是指具有等量公共卫生服务需求的人能得到相同数量和质量的服务；垂直公平是指水平不同的人们所得到的公共卫生服务数量和质量也不同，需求水平高者得到较高数量和质量的公共卫生服务，反之则小。

（二）效率原则

卫生资源相对于人们对卫生资源的需求来说是有限的，社会要合理地、有效地利用资源。公共卫生服务也是一样，有效地利用公共卫生服务的资源，提高公共卫生服务的原动力，是当前研究的重要课题。一般来讲，效率是单位卫生资源所取得的公共卫生服务的产出。效率可以分为3种，即分配效率、技术效率和管理效率。分配效率是指在资金分配的过程中，等量的资金追加到不同领域的不同项目上，所获得的产出和效益是不同的。这就要求从事公共卫生服务工作的同志，在资金分配方面要考虑资金带来的边际效益。技术效率也称生产效率，是指具体的公共卫生服务系统的最佳组合，如将等量的资金和人力分别投入到 2 个不同的公共卫生服务方案，产出社会经济效益好的方案就好，效率就高。管理效率是指公共卫生服务组织结构、各要素所处的环境及各要素间的关系的最佳状态。

（三）可行性原则

可行性原则是一个基本原则，评价任何卫生服务实施方案都要进行可行性评价。可行性范围有 2 种，一是方案的可行性，即制订的公共卫生服务方案是否可行；二是评价指标的可行性，即要进行评价的指标是否能对公共卫生服务的质量进行有效的评价，同时这些指标也应具有刚性和易获得的特质。

四、公共卫生服务绩效评价的分类

现在常按照时间顺序进行评价，主要包括：

（一）事前评价

即做公共卫生服务规划时的评价。实际上是通过模拟或者预测方法对公共卫生服务的方案进行预评估，以确定公共卫生服务各方案以及实施计划的取舍。

（二）中期评价

通过公共卫生服务的一段时间的实践或者是按照预定计划进行的实践后，对公共卫生服务的进展情况进行评价，确定是否按照预定计划进行、结果如何、今后发展如何、方案是否需要修订及如何修订等。

（三）事后评价

对公共卫生服务研究进行一个相当长的时间或者进行了一定阶段后进行的评价，以确定是否已经达到预期的阶段目的，是否取得阶段性成果，为下一步的发展提供决策依据。目前，我们做得较多的公共卫生服务绩效评价多为中期评价和事后评价。

第二节 公共卫生服务绩效评价管理模式

绩效评估只是绩效管理过程的一个重要组成部分。绩效评估与绩效目标的制订、绩效辅导、绩效反馈和应用等一起，构成绩效管理系统的全过程。

通过卫生部和 UHPP 项目的公共卫生服务绩效考核与人员分配指导方案课题研究的结果，我们将绩效的含义认定为：在积极履行社会责任的过程中，在追求内部管理与外部效应、数量与质量、经济因素与伦理政治因素、刚性规范与柔性机制相统一的基础上，获得产出（服务）的最大化。其中，对于个人绩效考核方面，应该强调按照服务内容、劳动强度和技术特性等因素确定不同的考核指标，并突出以服务数量、服务质量和居民（患者）满意度为主要指标，进行定期和不定期的考核。

评价是一个非常复杂的过程，它本质上是一个判断的处理过程。Bloom 将评价作为人类思考和认知过程的等级结构模型中最基本的因素。根据他的模型，在人类认知处理过程的模型中，评价和思考是最为复杂的 2 项认知活动。他认为："评价就是对一定的想法（ideas）、方法（methods）和材料（material）等作出的价值判断的过程。它是一个运用标准（criteria）对事物的准确性、实效性、经济性以及满意度等方面进行评估的过程。"由此可知，第一，评价的过程是一个对评价对象的判断过程；第二，评价的过程是一个综合计算、观察和咨询等方法的复合分析过程。显然，所谓的绩效评价一定是事后的，因为只有事后才能看到成绩和效果的差异。

一、绩效评价指标选取的原则

一般来说，对一个具体的评价对象，绩效评价指标选取应坚持以下原则：

（一）指标的相关性

衡量指标与政府部门的目标及公共服务组织目标有直接的联系，不能因为容易收集就使用，例如投入或产出的衡量相对容易，但如果政府部门的目标及公共服务组织目标的相关性存在问题，单纯的投入指标或产出指标就不能很好地反映项目的实际影响。

（二）指标的经济性

指标的选取要考虑实现条件及可操作性，数据的获得应符合成本效益原则，在合理成本的基础上收集信息。这就要求指标在满足评价目标的前提下尽量精简，减少指标之间的信息重复，选定的指标应承载尽可能大的信息量，从而可以降低指标信息收集的成本。

（三）指标的可比性

在相似目的的公共服务组织目标之间有共同的指标，不同公共服务组织之间的衡量结果可以相互比较。

（四）指标的重要性

根据指标在整个体系的地位和作用进行筛选，选择最具代表性、最能反映评价要求的指标，注意指标的兼容性问题，不要对指标进行杂乱无章的罗列。

（五）其他原则

在指标的选择上除了坚持上述原则外，还应坚持以下几项原则：所选指标在评价内容的度量上要具有精确性，不能模棱两可；指标的选择应尽量充分，也就是指标能充分地对绩效进行评估；选出的指标应具有可监控性，即指标应具有独立性，减少人为因素对指标的修饰。

绩效评估是一种推动公共组织承担责任的有效机制，因此，坚持公民导向将成为公共组织绩效评估实践中的重要发展趋势。公共组织绩效评估强调以人为本，以公民为中心，以满意为尺度。公民是公共组织进行公共管理和公共服务的最终承接者，对公共组织绩效最有发言权，公民参与原则是绩效评估的基本原则。具体做法有：在绩效指标设计上体现外向特征和多样化的满意度调查，民间组织对公共组织部门进行独立评价和审视等。

二、绩效评价实施主、客体的界定

绩效评估在很多国家公共组织改革中已经发挥了重要的作用，但是由于绩效评估是世界公认的难题之一，在实践中，遇到的困惑和问题也不少。首先，绩效是一个内涵十分丰富的概念，包括了效率、效益、产出、行为、表现、成就、责任、回应、公平、顾客满意度等，对如此丰富的内涵进行评估是一项十分复杂和艰难的工作。其次，由于公共组织职能在不同层次和不同类型公共组织之间差异较大，而且政策目标具有多元性，或与政治相关，或与管理效率相关，或与政府责任相关，是极其复杂、模糊甚至是相互冲突的，要把这些法定的职能和目标转化成具体的、清晰的、可量化的、广为接受的、可考核的目标，难度不小。最后，就是由于公共组织主要是通过国家公共财政资源的支持、向社会提供公共产品和公共服务的部门，而公共产品和公共服务的非竞争性、非排他性、非营利性、公共垄断性、效益的滞后性以及信息的非对称性，使得获取准确的公共组织绩效信息难度不小。所以，国内外公共组织绩效评估的理论研究和实践探索仍在继续进行之中。

（一）实施主体定义

根据简单的行为逻辑理论——动机产生行为可以知道，只有评价主体有了评价动机时才会产生评价行为，因此绩效评价首先要明确的就是谁有评价动机的问题，也就是谁是绩效评价的主体。

综合多方面的因素，评价就是指，通过评价者对评价对象的各个方面，根据评价标注进行量化和非量化的测量过程，最终得出一个可靠的并且有逻辑的结论。其中，所谓评价者，也称为评估人，主要是对某个对象进行评价的主观能动体，也就是所谓的实施主体。就公共卫生服务绩效评价管理而言，实施主体就是公共卫生服务机构的上级主管部门，包括国家级（卫生部）、省市级（卫生厅、局）、区县级（卫生局、社发局）等。基本绩效中"服务质量"委托专业条线上级部门考核，分别是疾病预防控制中心、妇幼保健所、卫生监督所、精神卫生中心、初级卫生保健办公室、区卫生协会。

（二）实施客体定义

与主体相对应的存在对象，就公共卫生服务绩效评价管理而言，也称为被评估人，是被评价的客观能动体，也就是所谓的实施客体。这里主要指从事公共卫生服务的各级卫生医疗、预防保健机构，包括一、二、三级医院，城镇公共卫生服务中心、卫生站点，乡村卫生所、卫生院等。

（三）过程控制对绩效管理的重要性

绩效管理是个系统管理过程，它不仅包括绩效考核，也包括绩效反馈和过程控制，让评价客体清楚其绩效情况，共同分析和改进措施及目标。

公共卫生服务绩效管理体系是一个注重结果的体系，同时也是一个注重过程的管理体系，单纯强调某一方面而忽略其他方面都是片面和不正确的，这一点我们在实施绩效管理体系的时候一定要注意。现在很多人就是犯了这样的原则性错误，把绩效考核当作绩效管理，一叶障目。因此，忽视绩效管理其他重要环节的做法是非常危险的，比如目标分解、目标调整、绩效沟通、绩效分析与改进、绩效成绩的运用等，这些环节恰好是绩效管理最重要的过程环节。我们说管理要注重过程，判断绩效管理体系成功与否的关键在于绩效管理的过程是否得到了有效的控制，而要使绩效管理过程得到有效的控制，就要让评价的客体在绩效管理的过程中体验到成功。如果绩效管理忽略了这些过程管理，那么绩效考核一定做不好！

三、当前绩效评价管理的基本模式

我国国家行政学院在研究欧盟成员国使用的多种绩效评估模型的基础上，结合本国国情，构建了中国通用绩效评估框架（CAF）。CAF 模型包括了促进和结果 2 大要素，共 9 大标准，其中领导力、人力资源管理、战略与规划、伙伴关系和资源、流程与变革管理属于促进要素；员工结果、顾客 / 公民结果、社会结果和关键绩效结果属于结果要素。目前，我国医疗卫生行业常用的绩效评价管理主要有以下 3 种模式。

（一）绩效评价管理的 3 种模式

1. 卫生行政主管部门直接管理

（1）含义：根据《中华人民共和国医疗机构管理条例》第五章第四十条第二款、第三款之规定，县级以上人民政府卫生行政部门使对医疗机构的执业活动进行检查指导，负责组织对医疗机构的评审等监督管理职权。

（2）实施部门：县级以上人民政府卫生行政部门。

2. 公共卫生专业部门管理

（1）含义：根据各公共卫生服务中心各业务条线的隶属关系，由其对应的上级业务部门行使业务检查指导，负责组织业务绩效评审等监督管理职权。

（2）实施部门：上级业务部门，包括卫生局、疾病预防控制中心、食品药品卫生监督所、妇幼所、儿保所、精神卫生中心等。

3. 社会力量第三方管理

（1）含义：将基本绩效中"服务效果、运行效率、综合满意度"等委托社会专业评估咨询机构考核。

（2）实施部门：社会专业评估咨询机构。

（二）国外的相关管理模式

许多外国政府与组织也对如何评价医疗卫生的绩效进行了研究，并且采取了许多积极的政策。

1999年，澳大利亚联邦政府采取一系列新的措施，进一步改进卫生系统的绩效评价办法与评价指标体系。应澳大利亚卫生部长会议要求，成立了"国家卫生系统绩效委员会"（NHPC），负责发展和完善国家卫生系统绩效评价框架，以及制订相应的绩效指标。新的绩效框架包含的内容从原来仅仅是医院服务扩展到了整个卫生系统，涵盖了公共卫生服务、全科服务和公共卫生的内容，制订了一系列相应的绩效指标，成为NHPC卫生系统绩效评价框架的一项重点工作。

澳大利亚对卫生系统绩效的评价，试图测量为了改善全澳大利亚人民的健康状况，卫生系统提供高质量医疗卫生服务的表现程度如何，每一个人是否都享受到了同等的服务。它包含了9个方面的内容：①有效性。达到所期望的结果的保健、干预或行动的效果。②适宜性。根据顾客需要以及设定的标准所提供的保健或干预行动的适宜程度。③效率。最有效地使用资源，达到所期望的结果。④反应性。提供尊重个人和以顾客为中心的服务，包括尊严、隐私，服务的选择权，服务的及时性，医疗卫生机构的基本设施和环境，社会支持网络的可及性，以及对服务提供者的选择。⑤可及性。在不考虑其收入、居住地和文化背景的情况下，人们在适当的地点和时间获取医疗卫生服务的能力。⑥安全性。避免或减少由所提供的医疗卫生服务所造成的直接或潜在的伤害。⑦连续性。不同时间各种服务项目、医疗卫生人员、医疗卫生机构之间提供不中断的、协作的保健或服务。⑧能力。个人或服务项目所提供的以技能和知识为基础的医疗卫生服务的能力。⑨可持续性。系统或组织机构的人力、物力，创新和对突发需要做出及时反应（科研、监控）的能力。

1998 年，英国政府针对大量的医疗事故出台了一个官方文件，把医疗质量摆在了卫生服务提供中的首要位置，建立了临床绩效署，对临床行政管理赋予法律责任，新建一个质量监督机构以及绩效评价框架。1999 年，英国政府财政部和卫生部门达成了一个公共服务协议，通过其中的绩效监测体系来发挥作用，旨在提高卫生的产出和效率。在发布的新的卫生绩效评价体系中包括了改善卫生的绩效、诊疗的公平性、提供适宜的有成效的卫生服务、卫生服务效率、患者的就诊经历和诊疗结果 6 个方面的指标。

美国于 1999 年成立了"质量测量和报告论坛"这一非营利性论坛，主要为患者利益保护和质量委员会提供政策建议，并致力于建立和完善一套医疗质量测量指标。论坛与测量指标的目标是：评价医疗服务在安全、及时、有效、关注患者方面的绩效，评价服务的效率和公平，向公众提供医疗信息，建立质量测量策略和公众报告制度。

目前，在企业和公共组织绩效评价中应用较为普遍的模型和工具有：

（1）公共组织绩效管理评价模型（EPOPM）：EPOPM 模型指标体系从公共组织本身结构出发，分为 7 个方面：组织管理、过程管理、人力资源管理、运作绩效、顾客满意度、信息技术水平和环境适应能力。其中，过程管理、人力资源管理和环境适应能力组成了操作模块，强调组织与运作过程的有效控制是实现绩效目标的重要手段。运作绩效、顾客满意度组成了结果模块，显示了良好管理绩效的实现情况，并强调信息技术水平是整个系统的支撑技术。

（2）欧洲质量管理基金组织（EFQM）业绩、方法、部署、评估和回顾工具与模型（RADAR Scoring Matrix）：EFQM 卓越模式是以全面质量管理的概念为基础构建的，其基本内容包括：①领导与目标的恒久性——持之以恒的目标、幻想和灵感的领导；②以客户为导向——创造可持续的顾客价值；③组织的社会责任——组织在规定框架内运营，努力理解和回报社会上受益人的期望值；④员工发展与参与——通过员工开发和员工参与使他们对组织的贡献最大化；⑤以结果为导向——能够使所有组织的受益人满意的成果；⑥流程与事实管理——通过一系列相互独立和相互关系的体系、过程和事实管理组织；⑦持续学习、创新与改进——向现状挑战，通过学习，开创创新和改进的机会，导致变革；⑧合作关系的发展——开发和保持增值的合作伙伴关系。卓越评审模式由3大部分9大评审项目构成：促成者部分由领导能力、方针与策略、员工、合作关系与资源管理、流程组成；成果部分着重于已实现或即将实现的何种成果，包括员工、客户与社会等方面的成果组成；创新与学习部分主要由创新动态、协助促成和改进成果组成。

（3）平衡计分卡（BSC）：以美国哈佛大学卡普兰（Robert S.Kaplan）和诺顿（David P.Norton）教授共同研究的名为"平衡计分卡BSC（balanced score card）"的绩效评估方法从4个层面关注企业（组织）绩效：财务层面、内部流程层面、学习与发展层面和顾客层面。这种绩效测评体系可以全面考察企业（组织），克服企业主要依靠财务方法衡量业绩的缺陷，开发出一套更全面的企业业绩评价体系。平衡计分卡强调，为实现企业的战略和远景，应该从以上4个方面衡量企业的工作，这4个方面充分兼顾了企业长、短期目标，财务和非财务指标，滞后和先行指标以及企业外部和内部相衔接等。

第三节　公共卫生服务绩效管理的注意问题

一、绩效评价中可能出现的误区

（一）绩效评价不必由员工参与

进行绩效评价不仅是管理者的职权，而且是一项涉及全体员工的工作，让员工参与绩效评价会让员工感受到自己被重视；让员工明确考核结果，更会让员工明白自己有哪些进步与不足。如果管理人员仅仅把绩效评价看作特权，那么绩效评价的作用就弱化了。由于组织越来越多地实行参与式管理，在进行评价时，员工会愿意参加评价标准的鉴别与确定。所以，组织必须提高员工的参与程度，或者清楚地了解未参与者不参与的理由。

（二）绩效管理就是绩效评价

绩效管理是绩效计划、绩效辅导、绩效评价到绩效反馈的循环过程，绩效管理贯穿全过程。微观的绩效管理为绩效考核管理，绩效评价即绩效考核，是绩效管理的技术实现部分。

（三）绩效管理主要是针对职工

绩效管理的目的并不是纯粹为了对个人绩效的评估而设计的，它更深层的目的是为了有效地推动个人的行为表现，引导公共卫生服务中心全体医护人员从个人开始，促使所有部门共同朝着整体战略目标迈进。实施绩效管理时应让管理者明白其目的所在，在正式实施绩效管理之前，必须就绩效管理的目的、意义、作用和方法等问题对主客体进行认真培训。否则，可能出现事倍功半的效果。

（四）只有绩效评估没有绩效反馈

绩效反馈的目的是沟通反馈绩效评价结果，并有效地应用绩效评价的结果；通过绩效反馈，共同分析原因，找出双方有待改进的地方，共同确定下一期的绩效计划和改进点。这是整个绩效管理体系循环回路中非常重要的一个结点，也往往是最容易忽视的一个阶段。绩效反馈是为最终的绩效改善提供支持，其作用可以反映出绩效管理体系的动态性和成长性。反馈面谈不仅是主管和下属对绩效评估结果进行沟通并达成共识，而且要分析绩效目标未达成的原因，从而找到改进绩效的方向和措施。由于管理者和员工对反馈面谈的心理压力和畏难情绪，加之管理者缺乏充分的准备和必要的面谈沟通技能，往往使反馈面谈失效甚至产生负作用，这是需要注意克服的。

（五）指标越多越细越好

指标设立要讲究关键性与协同关联性。要确立关键绩效指标，它是指在某一阶段公共卫生服务要解决的最主要的问题。例如人才队伍建设、管理及技能培训，全科团队服务流程及规范不健全，服务站点建设，流动人口保健管理等。解决这些问题便成为该阶段公共卫生服务中心具有战略意义的关键所在，绩效管理体系则相应地必须针对这些问题的解决设计管理指标，同时要保证关键指标与年度规划保持一致。如果指标设定得太多太细，就容易眉毛胡须一把抓，突不出重点，造成人力物力的浪费。

二、如何对绩效评价形成过程有效控制

为了对绩效评价形成过程有效控制，在设计绩效管理方案的时候需要对以下几点作重点考虑：

（一）重新定义绩效管理的作用

那么，绩效管理的作用是什么呢？关于这个问题，很多管理者都有自己的见解。有人认为实施绩效管理就是为了对员工的绩效进行考核，把考核结果用于工资的确定和奖金的发放，对他们来说，如果能达到这个目标，就算是成功了；有人认为绩效考核能帮助单位识别员工能力的高低，为单位选拔人才提供信息来源。诸如此类的观点还有很多，更多的观点集中于员工的工资分配。很多单位把绩效考核当成了发放奖金的法宝，一门心思地要通过绩效考核把员工分出三六九等，从而实施他们的薪酬决策。

毋庸置疑，上述观点都是正确的，但又都是不全面、不彻底的。没错，绩效考核可以为单位提供诸如薪酬、裁员、晋升等人事决策。但如果一味地为考核而考核，最终的结果并不能令管理者满意，而且还会使他们陷入进退两难的境地。理由很简单，如果仅仅把绩效管理的作用定位于发工资奖金，那么过程的管理和控制将被忽视甚至被抛弃，结果使得绩效管理成了应付检查的填表游戏，需要的时候才做，这显然不能保证公允，也违背绩效管理的思想。

所以，单位管理层需要冷静下来，重新思考和定位绩效管理的作用，而这个作用很简单，也很容易理解，就是为了使院长和职工的绩效能力得到提高，业绩水平得到增长。有这一条就足够了。只有院长和员工的能力在绩效管理的

过程中都得到提高，他们的业绩表现才会更好，才能更好地理解和执行中心的战略目标。当个人目标和中心的战略有效地结合起来了，单位的服务绩效就能得到提高，这也是绩效管理要致力达到的根本目的。

必须重新定位绩效管理的作用，以保证单位的绩效管理始终都在正确的轨道上运行，唯有如此，绩效考核才会公平和公正，起到激励作用。

（二）定义院长的绩效责任

院长是绩效管理实施的中坚力量，起桥梁作用，上对绩效管理政策负责，下对员工的绩效提高负责，其重要性不可小视。

院长的主要作用在于执行和反馈。一方面，执行单位已经决策的绩效管理政策，使单位的战略目标经由他们通过有效的绩效管理手段传递到基层员工那里；另一方面，他们必须在执行的过程中不断记录和总结，从中发现现有绩效政策中存在的缺点和不足，汇总并反馈给中层管理人员，作出综合判断，为下一个绩效周期的调整做好准备。

那么，要提高院长的执行力，就必须赋予他们必要的责任，以使他们明确自己所要担当的责任和职能，更加高效地把绩效管理的决策贯彻执行到位。

院长的绩效责任有：

1.制订绩效计划，确立绩效目标

绩效目标是绩效管理过程的开始，在一个绩效周期的开始，必须确定单位未来一段时间的绩效目标。绩效周期依单位的管理状况而定，一般以半年或1年为一个绩效周期。

无论单位的绩效周期有多长，院长都要为部门制订绩效目标。绩效目标的制订应基于员工的职位说明书对单位的战略目标进行分解，同时结合院长对员工在绩效周期的期望和员工本人的发展愿望，在与员工进行充分沟通的基础上制订，最终要与员工达成共识。绩效目标不是院长压给员工的任务，而是院长和员工双方共同努力的方向，所以员工的意见必须考虑，最后形成的文件应是双方都签字认可的正式文件，以此作为绩效周期内的主要内容，双方共同努力，争取达成并超越。

2.绩效沟通与辅导，为职工建立业绩档案

绩效目标确立以后，院长的绩效责任就是与职工保持积极的双向沟通，对职工进行有效的辅导，帮助医护人员提高绩效能力，使绩效目标朝预定的方向前进。

这就要求院长更多地离开办公桌，走出办公室，经常与医护人员保持接触，观察他们的表现，给予适时的支持和帮助，提供必备的资源，帮助职工更加高效地工作。当职工表现好的时候，给予鼓励，激励他们更加努力地工作；当职工表现不好时，院长也应及时予以指出，使他们在第一时间发现自己的错误并改正，重新回到绩效目标的轨道上来。

在这个过程中，院长还要做一件重要的工作，那就是要求人事科为职工建立业绩档案，记录职工的绩效表现并建立相关档案。这很重要，因为：

（1）建立业绩档案可以帮助职工回顾绩效过程，提供有用的建议，提高职工的绩效能力。

（2）帮助自己更加高效做好管理工作，熟悉自己每个部属的表现，以便更加有针对性地对他们进行指导。

（3）为以后要做的绩效考核工作提供原始依据，使考核更加公平和公正。

所以，忙于管理的中层管理人员要注意收集员工的表现并为之建立业绩档案，这也是他们的绩效责任之一，不是额外的工作负担。

3.绩效考核与反馈

当规定的绩效目标截止日期过去以后，院长应对职工过去一段时间的绩效表现进行考核，考核的依据是职工的绩效目标和自己为职工建立的业绩档案，对照职工的考核标准和业绩档案的记录，对职工进行公平、公正的考核。

考核的结果应予以及时的兑现，兑现当初对职工的承诺，与其工资、晋升、培训等结合起来，使绩效考核起到激励先进和鞭策后进的作用。

另外，与考核紧密联系的一项重要工作是绩效反馈。绩效反馈要求经理把职工的绩效考核结果通过面谈的形式反馈给职工，通过反馈，让职工清楚自己的表现，取得认可，帮助职工更加清楚地认识自己的表现，并对职工存在的不足提出建设性的改进意见，与职工一起制订绩效改进计划，使职工在下一个绩效周期内做得更好！

当绩效管理不再被认为是发放工资的工具，当绩效管理与绩效考核的区别被更多的人所认识和接受，当绩效管理被严格地当作一个管理过程来实施，管理者就能从中体会到成功，进而提高执行力，使绩效管理逐步走向成功，真正成为帮助单位实现公共卫生服务战略目标的助推器！

三、有效性建议

针对公共卫生服务中心开展的部分服务需要各类工作人员协作完成的情况，其服务量的计算按照服务项目核定的标准服务量折合值进行计算。对实行责任医师团队的公共卫生服务中心，其绩效考核可分为个人绩效考核部分和团队绩效考核部分。在提供服务过程中，若服务由个人独立完成，则分别按服务项目核定标准服务量折合值进行计算；若服务由团队成员共同完成，则按照团队服务量进行计算，每个成员取平均值。以团队形式进行服务的考核办法，原则上以团队形式提供的总服务量比上团队的人数，作为个人的服务量，小组长可以根据实际情况适当区别对待。团队工作量核算时，能以服务人次统计，则参照不同服务的标准服务量折合值计算，否则用工作日数进行核算。

绩效管理是会让人遗憾的工作，不管考虑得多么周全，总会存在这样那样的不足，毕竟它是与人联系最为紧密的工作。所以，管理者应在一个绩效周期完成之后，针对前一个绩效周期的绩效管理向员工作满意度调查，对绩效目标是否适宜、自己在对员工辅导方面做得是否令员工满意以及所承诺的福利政策是否得到兑现等问题征求员工的意见，通过满意度调查调整绩效政策和自己的行动策略，使下一个绩效周期更加高效！

第四节　公共卫生服务绩效评价运作模式

一、运作模式的基本形式

（一）概述

医院绩效测评运作模式是医院为实现其组织目标，按照系统论方法构建的由一系列反映医院各个侧面相关因素的指标集合而成的评价模式。绩效评价是医院在持续运营过程中，对医院运营状况进行管理和控制的核心。因此，有效的绩效评价运作模式必须适应医院的特点和发展需要，绩效评价才能发挥作用。

公共卫生服务系统作为国家卫生服务体系的子系统，在界定公共卫生服务系统绩效时，不能抛开卫生系统的大环境，它的系统绩效应为卫生系统绩效的一部分。一个系统绩效的好坏关键在于是否完成了系统的根本目标，要达到这一目的，必须要有合理的投入，而投入的合适与否决定了公共卫生服务系统的运作。运作的优劣也进一步影响了产出，即公共卫生服务、相应的公共卫生政策和相关干预。当充分实现公共卫生服务质量、公平、效率、可及性的最优化，充分实现公共卫生服务系统在卫生系统中功能发挥的最大化时，可认为公共卫生服务系统具有良好的绩效。由于公共卫生服务系统是一个开放的系统，它不仅和卫生系统及其他系统之间相互作用，系统内各层面也相互影响。除了系统的投入、过程和结果外，系统绩效还要受到宏观环境和其系统的影响。综上所述，提出公共卫生服务系统绩效评价基本运作模式的基本形式。

（二）运营模式简析

系统的投入、过程到产出影响了公共卫生服务系统的实践活动。围绕公共卫生服务系统的目标与功能，从公共卫生服务系统投入、过程、结果分析公共卫生服务系统的绩效运营模式。

1. 投入

投入是公共卫生服务开展的第一个环节。投入决定了公共卫生服务的利用与产出，包括传统的人力、物力和财力的投入。此外，公共卫生服务政策对其发展也起着至关重要的作用，当前中国正处在医改的重要时期，管理体制和运行机制都在不断创新。政策投入主要反映政府对公共卫生服务的重视程度，描述的是公共卫生服务发展的政策环境，如政府颁布的与公共卫生服务发展有关的法规和政策、公共卫生服务纳入政府工作目标和社会发展总体规划、公共卫生服务纳入职工基本医疗保险、居民基本医疗保险、鼓励社会力量举办公共卫生服务、吸引人才到公共卫生服务机构工作相关政策、社区首诊与双向转诊制度等。由于公共卫生服务的发展是在政府领导下有序开展的，政府部门的参与就显得格外重要。

人力投入主要反映公共卫生服务开展过程中人力资源的投入状况，通过人力投入分析评价人力资源要素内部搭配是否合理，是否满足居民的健康保健需求。具体包括人力的结构与水平（每万居民全科医师数量，每万居民公共卫生医师、全科医师与护士的比例），人才培训投入（全科医师岗位培训或全科医学培训比例，公共卫生服务中心主任培训比例，上级医疗机构高、中级卫生技术人员到公共卫生服务中心提供技术指导和服务的年人均工作日等）。

物力投入主要是对公共卫生服务场所及其物资设备的投入。这里涉及开展公共卫生服务所必需的所有有形物资的投入，如场所面积、硬件标准、床位设备等。资金投入既要分析投入的水平，还要分析投入的分布。投入水平主要包括公共卫生服务资金投入的总体情况，与历年公共卫生服务投入的比较，与政府财政支出增长的比较。投入分布指资金的流向，对公共卫生投入、基本医疗投入、医疗救助投入和其他投入。

2.过程

公共卫生服务过程评价既要反映公共卫生服务发展的现状，又要反映其组织结构和运行状况，同时还要反映其服务的产出，评价其投入产出的最优化实现。过程分析是对公共卫生服务系统效率、质量等方面的评价。服务效率是对公共卫生服务运行状况的直接评价，也从侧面反映了居民对公共卫生服务的利用。可以通过医疗服务单元成本、预防保健服务单元成本、门诊服务总次数、医疗总费用、药品费用比例、全科医师出诊次数、床位周转情况等加以反映。服务质量包括公共卫生和基本医疗质量 2 个方面。

在任何时间、任何场合，公共卫生服务发展和投入资源终究是有限的，并且通常是短缺的。不计成本的高强度投入，能够取得一时的成效，但这种发展模式毕竟是不可持续的，只有高效率的公共卫生服务才有可能实现健康有序的发展。因此必须评价公共卫生服务系统运转过程是否完善，系统是否具有效率，公共卫生服务的提供是否具有效率，可供公共卫生服务利用的资源是否得到壮大，服务的能力和质量是否得到提高。

3. 结果

结果包括中间结果和最终结果。中间结果体现于公共卫生服务目标的实现，包括良好的居民满意度和系统反应性、费用控制（次均门诊费用、次均住院费用）等。最终结果体现于人群健康状况的改善情况，如居民基本健康知识知晓率、婴儿病死率和孕产妇病死率等。

二、绩效评估运作的基本要素

（一）绩效评估的组织领导与考核专家组的构成

公共卫生服务系统包括政府或准政府、社会力量和社区相关资源及其他医疗卫生机构，而不仅仅是公共卫生服务机构，还可以包括上级医疗卫生机构、妇幼保健机构对公共卫生服务机构的技术支持，区域内公共卫生服务机构配置，居民利用公共卫生服务的可及程度是否良好及其他卫生资源的配置，等等。所以，其考核专家组应该涵盖公共卫生服务、卫生管理、公共卫生等不同领域。专家选择的条件从各个层面有不同的选择，但主要包含：在卫生行政部门分管公共卫生服务工作的领导，长期从事公共卫生服务研究的学者，从事卫生管理、公共卫生等相关领域研究的学者。要求专家的工作年限或研究年限在 10 年以上，熟悉公共卫生服务考核评估过程，具有丰富的实践经验。

（二）年度评价的周期安排

1. 中期评估

（1）量化指标评估：对绩效考核中制订的量化指标，半年时由公共卫生服务中的内查组进行自查，主要对公共卫生服务如传染病防治、精神病防治、职业病防治、环境与饮水卫生、眼病防治、牙病防治、学校卫生、意外伤害预防控制、社区常住和流动人口公共卫生管理、妇女保健、慢性病管理等数据进行上报。量化指标要做到统计口径统一化，评估指标数是与同期指标相比较。

（2）质量指标的评估：根据卫生局、医保局以及上级业务主管部门所制订的各项医疗质量指标为考核评估标准，对医疗、护理、医技质量以及医疗事故、医疗纠纷发生及处置等情况进行评估。中心须建立健全各项规章制度与岗位职责，建立院科两级管理目标及两级考核制，不断完善各项操作规程。

2. 年终评估

（1）基本绩效中"服务质量"维度委托专业条线的上级部门考核，分别是疾病预防控制中心、妇幼保健所、卫生监督所、精神卫生中心、初级卫生保健办公室、区卫生协会。

（2）基本绩效中"服务效果、运行效率、综合满意度"等委托社会专业评估咨询机构考核。

（3）项目绩效委托社会专业评估咨询机构考核。

（三）考核的形式和程序

1. 考核形式

（1）建立内查制度：中心设内查员。

1）内查的目的：通过内查结果评价其绩效管理有效性并识别改进机会，为迎接上级机构的评估做准备。这是绩效管理有效运行的重要手段，也是持续改进的重要工具。

2）内查审核方案的策划：①确定内查的时机。②确定审核的频次、目的、准则、范围等，考虑被审核活动的区域状况和区域的重要性。③内审员能力要求：必须确保审核过程的客观性和公正性，应该接受绩效管理审核培训，具有审核经验或资格，受组织聘用。④评价审核策划检查：检查内部审核过程是否使绩效管理得到切实的改进，是否实施了有效的内部管理方案以及内部审核的结果是否为分析医院绩效管理的有效性提供了证据，编制年度内查计划。

（2）现场考核：专家组检查团到各公共卫生服务中心现场，对公共卫生服务、公共卫生服务、家庭健康责任制相关服务、医疗服务、护理服务、社区服务、临床医疗质量、事故纠纷处置、人才培养、科研课题、医保费用控制、服务效率、综合满意度、加强横向联手、资源整合等进行全方位评估。

（3）综合评价：结合内查情况，根据现场考核成绩，结合各项公共卫生服务，以及医疗服务数量与同期相比，医疗质量考核成绩全区排名，医保按指标数执行的情况，财务收支情况进行综合评价。

2.考核程序

（1）评估前准备：收集评估信息，应用 PDCA 过程方法实施评估方案的管理，P——策划：根据顾客和组织要求和组织方针，建立提供结果所必要的目标和过程。D——实施：实施过程。C——检查：根据方针、目标和产品要求，对过程和产品进行监视和测量，并报告结果。A——改进：采取措施，以持续改进过程业绩。编制评估指标主要是评估计划的编制，内容有：

1）职责：评估组长负责编制评估计划。

2）评估计划主要内容有：①评估目的、准则、引用文件；②评估范围；③评估组成员及其分工；④评估日期、地点，一级关键区域配置适当资源等；⑤受评估方的单位／过程和时间安排及评估涉及的标准要求。

3）确定评估时间、目的、范围和准则，确定评估所需要的时间。

4）成立评估组织，确定评估组和评估组长。

（2）现场评估前准备：制订评估计划，准备评估资料，召开评估前准备会议，布置评估方案，评估组成员分工，确认评估重点、难点以及需要注意事项。首次会议和末次会议请受评估方领导及有关部门参加。

（3）现场评估的实施：评估组成员按照评估计划的安排，以评估检查表为索引，按 PDCA 的思路，通过面谈、查阅文件记录、现场观察等方式，抽样收集并验证与评估目的、范围、准则有关的信息，包括与职能、活动过程间接有关的信息。

（四）考核的反馈

现场评估形成评估报告并将评估信息与公共卫生服务中心进行沟通，进行评估讲评。

1. 当场反馈

检查结束后当场汇总专家组评估结果，对不符合要求或薄弱环节，形成书面意见反馈，编制现场评估表，撰写现场评估报告。

2. 纠正措施及其验证

（1）纠正措施管理程序。

1）评审不合格：评审不符合判断所依据的评估准则和严重程度，确定不合格原因。

2）评审确保不合格不再发生的措施需求。

3）确定和实施所需要的措施，应根据不符合项性质确定纠正措施的实施有效性。

评估组跟踪验证，包括所采取措施验证结果，推动体系的持续改进。

（2）纠正措施的制订要求。

1）原因分析：应避免纯理论和空洞的分析，充分应用质量管理工具和方法进行深入的分析。

2）找出主导因素，制订切实可行的措施。

（3）采取纠正措施和实施。

1）重点针对主导因素。

2）措施要具体并可实施。

3）确保实施到位，其中要注意以下几点：①严格按计划进行，必要时调整计划；②任务明确并落实到位；③实施和切实督促检查；④进行必要的考核；⑤举一反三，检查有无不合格存在于系统中，如有，应及时纠正。

（五）资金及费用支出

1. 资金投入

（1）政府投入：由区财政根据公共卫生服务中心所管辖居民服务人口数、

中心医务人员编制数以及职工上年的收入，每年在上一年的基础上有一定的递增，全年拨款金额，按季度平均下发。

（2）主管部门奖励：根据各公共卫生服务中心绩效考核成绩以及在全区成绩排名，优胜单位给予适当的奖励金额。

（3）其他来源：接受捐赠、项目经费等。

2. 资金支出

（1）中心人员工资福利支出；药费及医疗器材及损耗，办公用品支出及其他资本性支出。公共卫生服务中心根据每月所需的各种开支，提前作预算，上报主管部门财务。

（2）中心硬件建设支出；设施设备、人员培训等支出。

（六）考核的激励机制

1. 绩效考核与预算支出增量挂钩

绩效考核优秀者，适当增加预算支出额度。绩效考核较差者，预算支出额度维持在上年度水平。

2. 绩效考核与绩效工资挂钩

绩效工资占公共卫生服务中心薪酬预算的20%。绩效考核合格者，年底足额发放绩效奖金。

绩效工资分"基本绩效工资"和"项目绩效工资"2类。"基本绩效工资"对应基本绩效考核结果，占年绩效工资的80%；"项目绩效工资"对应项目绩效考核结果，占年绩效工资的20%。

绩效考核得分按3段统计：60~79分为合格，80~89分为良好，90分以上为优秀。优秀者足额发放绩效工资，良好者按绩效工资的95%发放，合格者按绩效工资的80%发放，不合格者不发放绩效工资。

三、绩效评估运作的质量控制

（一）明确考核目的

考核的首要目的是医院管理目标的实现和对管理过程的一种控制，通过考核，了解和检验员工的绩效以及组织的绩效，通过结果的反馈、整改，实现员工绩效的提升和医院管理的改善；同时，实行绩效考核双轨制，考核范围全院化，把考核结果与人员的适用性、管理的适时性、各种利益的分配等都纳入绩效考核范畴，使绩效考核成为最有效的传递医院文化和理念的渠道，充分体现医院的管理目标和工作要求。

（二）制订考核标准

制订出一套科学合理、切实可行的绩效考核办法，根据医院绩效考核工作的管理目标，针对不同科室的不同岗位和不同职责要求，进行有效的工作分析，确认每个部门与科室的绩效考核指标，逐步分别制订质量绩效考核细则。

（三）确立考核周期

在实行绩效考核过程中，可采用双重考核制，根据不同的绩效指标采用不同的考核周期，即每月与科、组及个人效益挂钩的月绩效考核及干部聘期内的任期目标绩效考核。

第五节 公共卫生服务绩效评价指标

一、绩效评价指标的描述

绩效指标应该是什么呢？指标就是考核因子或评估项目，指具体从哪些方面对考核内容进行衡量或评估，它要解决的是我们需要评价"什么"的问题。比如，我们常说的健康档案累计覆盖率、签约家庭户数、费用节约率等就是绩效指标。

绩效评估的指标是衡量部门绩效的标准，常常以量化的形式出现，反映了部门活动的结果。绩效标准既是管理工具，又是监测、考察、衡量、评价业绩的"指示标的""前进方向"，为管理体制改革和绩效评估提供了技术支持。绩效评估指标是"一个量化过程——或给一个程序、项目或其他活动的运作指定的一个数目"。它是反映机构、项目、程序或功能如何运作的重要指标，能使不确定因素、活动、产品、结果及其他对绩效具有重要意义的因素量化。

考核指标不是凭考核者的主观意志制订的，它来源于最高层的战略以及最基础的工作分析和业务流程。

（一）部门发展战略以及相应的战略目标

绩效考核不坚持战略导向，就很难保证绩效考核能有效支持部门战略。战略规划的实施，实际上就是通过战略导向绩效指标的设计实现的。

（二）工作分析

工作分析是设计绩效考核指标的基础依据。通过考核目的，对被考核者岗位的工作内容、性质以及完成这些工作所具备的条件等进行研究和分析，能够确定指标的各项要素。

（三）业务流程

绩效考核指标必须从业务流程中去把握。根据被考核者在流程中扮演的角色、责任以及同上游、下游之间的关系，来确定其衡量工作成效的绩效指标。

绩效评估指标体系建构是绩效评估的首要环节，其科学性与有效性直接关系到绩效评估的成败。建构评估指标体系是绩效评估体系中的核心问题，绩效评估的顺畅程度、有效程度关键在于评估指标体系。

二、绩效评价指标的分类

绩效考评指标可以从不同角度进行多种区分，既有定性指标（软指标），也有定量指标（硬指标）。软指标主要是通过人的主观评估才能得出的评估指标，通常由内行的专家进行评估，同时借助多个评估主体共同进行作为补充，可以避免经验局限性和主观意识的影响。软指标的好处在于不受统计数据的限制，充分发挥人的智慧和经验，评估综合更多因素，考虑更加全面。硬指标是以统计数据为基础，把统计数据作为主要评估信息，建立评估数学模型，以数学手段求得评估结果，并以数量表示评估结果的评估指标。使用硬指标可以避免评估中的个人经验和主观意识的影响，比较客观和可靠。它还可以借助计算机等工具处理评估结果，提高评估的可行性和有效性。

在进行绩效考评时可以根据不同岗位的特点和需要进行不同指标的选择。

（一）从绩效考评指标的性质和结构以及侧重点上区分

1. 品质特征型的绩效考评指标

也称特征性效标。品质特征型的绩效考评指标指的是反映和体现被考评者的品质特征的考评指标，主要有性格特征、兴趣爱好、记忆能力、语言表达能力、听写能力、思维判断能力、理解想象能力、逻辑思考能力、进取精神、思想政策水平等。运用上述各种反映员工个体品质特征的指标，可以对员工的性格特征和心理品质等潜能作出较为全面准确的测量和评定，从而说明该员工是何种类型、具有何种潜质的人。特征性效标考评员工是怎样的人，侧重点是员工的个人特质。

2. 行为过程型的绩效考评指标

也称行为性效标。行为型的绩效考评指标是反映员工在劳动工作过程中的行为表现的各种考评指标，这些行为指标可以说明员工在某个方面是如何表现的，又是采用什么方式方法完成本职工作任务的。

3. 工作结果型的绩效考评指标

无论组织或员工个人，他们的工作绩效总是表现为某种实际的产出结果，无论这些结果是物质性的实物产品，还是精神性的非实物成果，都可以采用一定的技术经济指标进行衡量和评定。这些指标与那些潜藏在人体之中反映人们品质特征的指标不同，它们是潜在劳动的结果，是劳动的固化和凝结，如健康教育人次、妇女保健指导人次、门诊护理人次等反映劳动数量的指标。

通过综合运用品质特征型、行为过程型、工作结果型这3类指标进行绩效考评指标体系的设计，是一种较为常见的方式。这3类评估指标各自有特殊的适用范围和局限，设计绩效考评指标体系时应综合考虑。

（二）从绩效考评的对象和范围上区分

1. 组织绩效考评指标

按考评对象和范围，绩效考评可以分为组织绩效考评和个人绩效考评，其中组织绩效考评根据工作性质的不同，又可分为生产性组织的绩效考评、技术性组织的绩效考评、管理性组织的绩效考评、服务性组织的绩效考评等。对于生产性组织，它一般有客观的物质产出，因此对其考评一般应以最终的工作成果如生产数量、生产质量等为主要考评指标，同时也要考评其工作方式、组织气氛等指标。对于管理性组织和服务性组织，其性质是比较相似的，它们一般不会有客观的物质性成果的产出，因此，应主要考评其整体素质、工作效率、出勤率工作方式、组织气氛等指标。

2. 个人绩效考评指标

对个人的绩效考评，由于考评的具体对象和岗位工作性质的不同，其绩效考评指标体系也不完全相同。一般情况下，可根据岗位分类分级的结果，分别对各类各级人员制订出相应的绩效考评指标体系。个人绩效考评指标包括人员品质特征要求、工作行为表现和产出结果 3 方面相关的具体指标。

（三）根据绩效考评的内容区分

1. 工作能力考评指标

不同的职务对于人的工作能力的要求是不同的，只有在绩效考评体系中加入工作能力方面的考评指标，才能使考评结果真正反映出员工的整体绩效。另外，通过能力指标的行为引导作用鼓励员工提高与工作相关的工作能力，并通过能力考评的结果做出各种有关的人事调整决定。

2. 工作态度考评指标

为了对员工的行为进行引导从而达到绩效管理的目的，在绩效考评中应加上对工作态度的考评。工作态度的考评重点是工作的认真度、责任度，工作努力的程度，是否有干劲、有热情，是否忠于职守，是否服从命令等。工作态度与工作能力在一定程度上共同决定了一名员工的实际工作业绩。但是，即使有好的工作态度，工作能力也未必能够得到全部的发挥，从而转化为相应的工作业绩。这是因为从能力、态度向业绩转化的过程中，还要受到除了人为以外的一些因素的影响，如工作环境是否正常、工作分工是否合理、供求关系、资源的保证程度等。因此，为了保证考评的公正性和公平性，工作态度考评要剔除本人以外的因素和条件。

3. 工作业绩考评指标

工作业绩就是工作行为所产生的结果，业绩考评是对员工承担岗位工作的成果所进行的评定和估价。人们普遍认为业绩具有客观可比性，只有依靠业绩对人们进行评价，绩效考评才有可能是公平或公正的。工作业绩指标通常具体表现为完成工作的数量指标、质量指标、工作效率指标以及成本费用指标等。

第六节　公共卫生服务绩效评价的体系

公共卫生服务中心作为卫生系统的重要组成部分，以其方便、快捷、经济和人性化的服务越来越受到人们的关注和支持。根据《中共中央国务院关于进一步加强农村卫生工作的决定》和《国务院关于发展城市公共卫生服务的指导意见》，公共卫生服务中心要坚持服务的公益性质，注重卫生服务的公平、效率和可及性，强调预防保健、公共卫生和提供基本医疗服务等复合功能。随着我国国力的增强和解决当前"看病贵、看病难"问题的迫切性，政府更加关注公共卫生服务中心发展和建设，关注如何解决老百姓基本健康服务供给和利用。我国卫生改革当中出现的问题必须用改革的思路和创新的办法解决，可以肯定的是，加强绩效评价将会成为政府监管和宏观调控公共卫生服务中心的重要手段。

在对公共卫生服务中心进行综合试点工作中，关键问题之一是如何科学评价卫生机构的绩效。公共卫生服务是从事人群健康的特殊行业，具有很强的社会公益性，同时又是社会发展和政府执政理念的综合体现。因此评价其绩效时，需要一个能贯彻始终的绩效评价理论和价值取向，既能体现政府的政策方针和卫生目标，又能很好维护患者的健康权益，同时还能有效激励公共卫生服务中心工作人员的积极性，确保提供的基本医疗服务具有良好的可及性、公平性和效率等。

综合当前国内卫生领域中各种绩效评价研究成果，紧扣我国卫生改革的趋势，要构建一套科学、合理、全面的公共卫生服务中心绩效评价指标体系，需要一个新的绩效评价理论框架。尽管当前有多少国家和组织，就有多少绩效评价的概念框架，但压倒性多数的是促进健康和围绕需方对卫生机构进行有效管理。比较研究发现，Li 和 Benton 提出的公共卫生服务中心内部和外部绩效考核指标分析框架，Donabedian 等提出的结构指标、过程指标和结果指标的理论分析框架，"3E"评价法，即经济性（economy）、效益性（effectiveness）、效率性（efficiency）以及 OECD 组织提出的"蜘蛛网图"分析框架等，在世界范围内都被不同程度地直接引用和粘合运用。

公共卫生服务中心的绩效评价是指对其占有、使用、管理与配置资源的效果进行评价，是用来反映机构、项目、程序或功能如果运作的重要手段。对公共卫生服务中心的效率和管理者业绩的评价结果进行有效决策，并引导结构改善运作管理，促进提高运作效率。在进行绩效评价的过程中，一是需要掌握公共卫生服务中心现有的运作状况；二要分析其整体绩效表现是在提升还是在恶化。因此建立公共卫生服务中心绩效评价模型具有十分重要的指导意义。绩效评价不是目的，而是作为科学管理的辅助手段，最终目的是希望促进机构运作效率稳步提升，整体绩效表现良好。基于此，提出绩效评价模型主要包括评价准则设计、指标体系设计、评价模型设计和评价结果分析 4 个方面的内容。

一、绩效评价指标的设置原则与选择依据

（一）绩效评价指标的设置原则

绩效指标一般可以分为数量指标和行为指标。数量指标是指可以用实际数据来测量的指标；行为指标是指用来表示组织或人员某种行为强度高低的指标，一般难以用实际数据表示，只能用相对的数值比较相互之间行为强度的高低。大多数的管理者都希望能够获得数量化的指标体系，但是这一愿望往往难以实现。因此，在实际测量和评价中，绩效结果经常通过人们对行为强度的判断来获得。在绩效指标设计上，英美等国家普遍遵循的基本原则可以概括为一个由英文大写字母组成的单词"SMART"。

"S"代表"specific"，要求绩效指标应该是"具体的""明确的""切

中目标的"，而不是"模棱两可的""抽象的"；

"M"代表"measurable"，要求绩效指标最终是"可衡量的""可评价的"，能够形成数量指标或行为强度指标，而不是"笼统的""主观的"描述；

"A"代表"achievable"，要求绩效指标是"能够实现的"，而不是"过高或过低"或者不切实际；

"R"代表"realistic"，要求绩效指标是"现实的"，而不是"凭空想象的"或"假设的"；

"T"代表"timebound"，要求绩效指标具有"时限性"，而不是仅仅存在模糊的时间概念或根本不考虑完成期限。

制订指标需要遵循八项原则：

1. 客观性原则

应以岗位特征为依据，不能一把尺子量所有的岗位。

2. 明确性原则

指标要明确具体，即对工作数量和质量的要求、责任的轻重、业绩的高低作出明确的界定和具体的要求。

3. 细分化原则

指标是对工作目标的分解过程，要使指标有较高的清晰度，必须对考核内容细分，直到指标可以直接评定为止。

4. 可操作性原则

指标不宜定得过高，应最大限度地符合实际工作要求。

5. 界限清楚原则

每项指标内涵和外延都应界定清楚，避免产生歧义。

6. 可比性原则

对同一层次、同一职务或同一工作性质岗位的指标必须在横向上保持一致。

7. 少而精原则

指标应能够反映出工作的主要要求，应当简单明了，容易被执行、被接受和理解。简单的结构可以使考核信息处理和评估过程缩短，提高考核工作效益。

8. 相对稳定性原则

指标选择后，要保持相对的稳定，不能随意更改。

绩效考核指标并不是越多越好，因为绩效管理是有成本的，指标越多，投入绩效管理的成本相应也越多，所以在提取指标时，选取出最需要考核的指标。对绩效考核指标的数量限制还与不同层次的岗位有关，越在基层，数量相对越少。绩效考核主要是针对关键业绩指标进行，而所谓关键指标，当然就必须有数量限制了。

（二）绩效评价体系指标的选择依据

由于绩效考评指标应与绩效考评的目的和考评对象的系统运行目标相一致，因此，绩效考评的目的和被考评人员所承担的工作内容和绩效标准就成为绩效考评指标的选择依据。

1. 绩效考评的目的

能够用于考评某一个岗位绩效情况的绩效考评指标往往很多，但是绩效考评不可能面面俱到，因此，根据绩效考评的目的对可能的绩效考评指标进行选择是非常重要的。

2. 被考评人员所承担的工作内容和绩效标准

每位被考评者的工作内容和绩效标准都是通过将部门的总体目标分解为分目标落实到各个部门，再进行进一步的分工而确定的。每个员工都应有明确的工作内容和绩效标准，以确保工作的顺利进行和工作目标的实现。绩效考评指标就应体现这些工作内容和标准，从而引导员工的行为，使员工的行为与组织的目标一致。

3. 取得考评所需信息的便利程度

指标的选择要考虑社会发展的整体价值取向和社会公众的要求。在不同时间、不同地区和不同社会历史条件下，即使是对同一级部门的绩效进行评估，也会划分不同的评估指标。也就是说，在选择评估指标时必须要注意到可行性问题。一方面，指标不应该太少，以至于仅有很少部分的工作内容被囊括；另一方面，太多的指标则可能会代价过高，或把人搞得晕头转向，而不切实际。

一般来说，最佳的绩效评估指标体系是将精力集中于那些最需要监督、控制的基础项目，其中的关键是要收集那些有限但又必不可少的信息作为评估的依据。

要全面、正确地衡量部门的绩效，就必须选择多种绩效指标，形成一个完整的指标体系。科学的指标体系不仅限于定量指标，还包括定性指标。科学的指标体系对各部门的绩效评估指标虽然各有不同，但也有一些共通之处。各部门可以在一定指标体系的指导下，根据自己的特点与实际制订自己的指标，既保持特性，又能实现数据共享。在评估指标方面，采用部门指标与通用指标相结合、定性指标和定量指标相结合、传统指标与现代指标相结合、正数指标与负数指标相结合、基本指标与修正指标相结合的方式，着力建构一个全面、客观、公平的指标体系。同时，指标划分要重视技术性问题，也就是如何把每一级机构及各部门的职能更进一步细化，和对其所管理的具体事务进行归类与多级划分的问题。一般来说，划分得越具体，越涉及技术性问题；划分得越具体，越能进行量化分析，所评估的绩效就越准确。

（三）指标选取过程中需要注意的问题

1. 绩效指标本身要有可操作性并能根据时间的改变而变化

要制订一个考虑周到的绩效评估指标体系，这个体系中的内容就有必要被缩减至可操作的范围内，因为所采用的绩效评估指标越多，绩效评估所耗费的资源也就越多。如果不考虑绩效指标的有限性与有效性，那么制订绩效评估本身就违反了效率原则。反过来说，绩效评估指标体系至少应该能够涵盖工作程序中的重要步骤以及对工作最具影响的不确定因素。在资源和时间都允许的情况下，可以再增加一些绩效评估标准，同时，这些指标也必须在实际运作中进行验证，对于那些偏离目的的指标可以考虑对其进行完善或删除。并且，由于每一时期工作任务不同，应当允许按照情况的变化相应更改某些指标，以适应新的要求。

2. 吸收实际工作者参与制订指标

实际工作者对于自己的工作情况最为了解，他们最清楚何种指标将最好地反映工作现实，以及在建构指标体系过程中可能遇到的困难。吸收他们参加指标体系的建构过程将会使指标体系更为客观，更具有可操作性，同时，吸收实际工作者参与建立指标体系能使他们有"主人翁"的感受，有利于激励其为组织的成功作出贡献、提出建议，从而改进工作绩效。

在绩效指标的制订程序上，不应采用由上而下的命令方式由领导决定绩效标准，而应更多地采用放权的形式，由被评估者根据自己的实际工作情况，提出恰当的评估指标，然后在工作小组中讨论。如果有社会公众，必须通过问卷调查或者访谈的方式针对绩效标准提出参考意见，通过自下而上、公众参与的方式建立绩效标准，在同意的基础上达成一致。

3. 各类绩效评估指标的整合

建立绩效评估指标体系并不是简单的标准罗列与大杂烩，而是要对各类绩效评估指标进行整合，这是一个长期努力和探索的过程。这是因为，建立绩效指标体系存在一定的难度，在绩效评估指标体系建立的过程中，既要考虑反映短期效果的指标，也不能忽略长期效果指标的作用。只有在充分认识绩效评估指标的特性、难度的基础上，才有可能建立全面而又科学的绩效评估指标体系。为此，就有必要对各类绩效评估指标进行一定的整合。

二、建立公共卫生服务绩效评价的体系

（一）指标体系的构建原则

1. 代表性

指标的选取要尽量做到少而精，即有代表性。反映公共卫生服务中心经营绩效的指标有很多，但要建立一套指标体系不可能将所有可计算的指标都列入。指标体系的建立不是依靠许许多多细小指标简单堆砌，而应选择一些能够综合说明公共卫生服务中心运营情况的、具有代表性的指标。

2. 可操作性

建立评价指标体系的目的是为了更好地对公共卫生服务中心实施测量和评价等监管工作，因此，应注重相关数据资料获得的难易程度，使选择的指标具有可操作性和可检验性，同时应具有可比性。

3. 科学性

指标体系的设计是一项复杂的系统工程，既要有创新精神，又要有理论依据，同时又能反映时机情况。指标从宏观到微观层层深入，各指标之间既相互独立又相互联系，共同构成一个有机整体。选择指标时应注意指标的来源是否合理，最好是利用公共卫生服务中心统计和财务报表提供的来源。

4. 导向性原则

指标体系除了评价功能外，还应具备导向功能。导向性原则是指对公共卫生服务中心管理工作起到导向和监控作用，使公共卫生服务中心管理工作规范化，以获取最佳绩效为目标，实现公共卫生服务中心可持续发展的目的。

5. 定量与定性相结合的原则

定量指标较为具体、直观，评价时可以计算实际数值，而且可以制订明确的评价标准。但不是所有反映公共卫生服务中心绩效的指标都能够量化，对必需的但不能被量化的指标，可以选用定性指标来反映。定性指标不仅可以弥补定量指标的不足，还可以纠正过于强调定量指标对公共卫生服务中心长远利益所带来的负面影响，定量与定性相结合可以使公共卫生服务中心绩效评价指标更具综合性和导向性。

6. 动态性原则

动态性原则强调指标体系在一定时期内是相对稳定的，但是能随着社会经济的发展而进行适当调整。保证评价指标体系的基本框架是稳定的，指标的标准值随着社会、经济的发展而有所变化。

（二）建立公共卫生服务绩效评价体系的步骤

简要地说，指标体系建构步骤就是确定目标、结构、指标、权重的过程。

1. 确立目标

绩效评估的目的就是为了在提高效率和管理能力的同时，提高服务质量，建立和发展公共责任机制，提高公众的满意度，改善公众对卫生部门的信任。绩效目标是对评估对象所期望的结果，对卫生部门绩效的衡量就是以其既定的目标为准来衡量其结果是否达到预定目标的活动。评估指标体系的建构就是通过各种手段把这些绩效目标转化为需要完成的、可操作的、具体的指标或任务。绩效评估的目标也是影响评估指标体系建构的重要影响因素。评估目标是组织绩效评估的出发点，决定了绩效评估的重点和倾向。

国内外许多学者专家对评估的目标要素作了种种归纳，结论不尽一致，但都认为目标要素是一个结构。"三 E"，即经济、效率和效果曾被西方学者认为是绩效评估的"新正统学说"。

如某地区要求所有公共卫生服务中心达到的目标：①创建"中医进社区"示范区；②完成健康档案建档率和更新率；③延长门诊服务时间有新举措；④完成"科教兴医三年行动计划"指定的各项指标；⑤为弱势人群医疗服务有新增量；⑥除政策性亏损外，与上年度比结余有进步；⑦获一级党支部；⑧与二、三级医院专家支援社区合作有成效。

要求部分指定单位达标的项目：①完成示范性公共卫生服务站的创建；②完成戒毒康复、尿检监测工作；③巩固计生"一门式"服务或残疾人康复指导工作；④承担发热门诊、结核病门诊、计划生育手术等工作；⑤承担市、区级各种培训基地任务；⑥完成街、镇政府的指派性任务。

2.设计结构

绩效评估的指标体系是指为实现评估目标，按照系统方法建构的一系列反映评估对象各个侧面的相关指标组成的系统结构。指标体系的结构就是构成这一系统的框架、维度和边界。

维度是对评估范围的类型划分，通过维度区分，可以使评估层面更加条理、评估视角更加集中，可以使评估标准更具有可比性。美国政府责任委员会架构的评估结构包括投入、能量、产出、结果、效率和成本效益以及生产力 6 个维度。

近年来，中国香港特别行政区通过绩效评估的积极实践，并在若干部门进行系统试验，已经形成一套包括 4 个维度和若干示标的评估结构。①目标维度：主要评测部门在政策目标、关键成效区域、政府整体目标以及财政绩效方面的实现程度。②顾客维度：这是服务于顾客管理目标的具体化，主要评测各种顾客群体需求的满足程度。可以设置顾客的满意水平，完成顾客型服务的目标，公众对关键问题和服务的了解程度等示标。③过程维度：参照部门管理，运用目标管理和顾客取向的举措，创设公共服务顾客满意的体系。这方面的示标主要有核心过程的效率（比如单位产量／提供的服务），实现主要功能的准确性和质量，新的形式或过程改良，等等。④组织和雇员的维度：这个维度以不断地改进为标准，主要指标包括引入新的过程或创见，同去年相比较的绩效，受训雇员数量，全体雇员的满意度和士气，信息管理的质量，等等。

当确定绩效目标和评估目标后，设定评估指标体系的框架、维度和边界就是一项不可忽视的工作。当我们为某类评估对象就某个评估目标制订评估指标时，必然要涉及指标的数量、指标要分多少层级这样的问题。如果没有一个恰当的框架结构，就可能要拟订很多的目标或层次。实际上，不是指标数量和层次越多，评估的结果就越精确，有时指标数量和层次太多，不但整个指标体系显得杂乱无章，还有可能降低评估的精度，同时又加大了评估的工作量，使评估过程过于烦琐。所以必须设计一个统一且易操作的指标结构。

维度位居指标体系的最高层，是对评估范围的类型划分，通过维度区分，可以使评估层面更加条理化，评估视角更加集中，可以使评估指标更具有可比性。维度与指标相比，维度是评估对象、评估行为的类型区分，规定了评估的基本面向；指标则是评估的具体手段，可以看成是维度的直接载体和外在表现。维度划分同时也与评估主体的多元结构密切联系，满意度是两者统一的基础。划分维度是服务于评估主体的结构需要，便于各个评估主体从不同的评估角度对同一个组织行为进行评估。维度划分还可以适应不同的评估主体特点，使特定的评估主体有针对性地采用某个维度，尽可能减少交叉而带来的主观因素影响。当然，在一个评估指标体系中，究竟要分成几个维度并没有一定之规。

3. 拟订指标

评估指标与维度相比，维度是评估对象、评估行为的类型区分，规定了评估的基本向面，指标则是评估的具体手段，可以看成是维度的直接载体和外在表现。通过对定性指标多项定性因素的分析判断，结合定量评估指标对评价结果进行全面的校验、修正和完善，最终形成绩效定量与定性评价相结合的综合评价结论。

评估指标的设计与选择是整个评估过程中最为重要也最困难的工作。总体而言，有效选择评估指标必须把握好以下几对关系：内部指标与外部指标相结合，数量指标与质量指标相结合，肯定性指标与否定性指标相结合，技术性指标与民主性指标相结合，支出指标与回报指标相结合，客观指标与主观指标相结合，工作指标与业绩指标相结合，行政指标与业务指标相结合，个体指标与团体指标相结合。

（1）绩效评价指标的筛选方法：借鉴关键绩效指标法，依据综合评价的绩效管理理念，结合当前公共卫生服务中心的特点，立足于现有卫生统计报表中的统计数据，在查阅国内外大量文献的基础上，采用专题小组讨论的方法，在收集的公共卫生服务的原始资料中筛选出绩效评价的相关指标。为了保证筛选出的指标灵敏、实用、科学，指标的筛选采用主观与客观相结合的方法，结合对现场调查的客观数据进行多因素分析，对备选指标进行单独筛选，综合各种方法筛选的结果，最后确定被多方认可的指标作为绩效评价指标。

（2）绩效评价指标选取：在绩效评价指标初选的基础上，需要进行严格的筛选，并结合各位专家的意见，增补指标。

1）不同工作内容绩效评估指标的选取：一般而言，选取绩效评估标准的关键就是围绕该机构的性质与工作目标来确定标准。因此，在确定绩效评估指标时，必须明确：该机构的任务到底是什么，为完成此任务需要建立并实现的宗旨和目标是什么，以及什么可以作为任务完成的绩效测定指标。所选择的评估指标应该至少涵盖工作程序中的关键步骤，以及对工作最具有限性的不确定因素。在同一部门的各项工作中，有2类不同性质的工作内容。一类是为达到该部门的主要职能而必须进行的较为固定的工作，即日常工作；另一类是为达到一定目标而开放出的比较新颖的项目，这些工作项目是这个部门特有的，具有创新性的项目，即特色工作。

对日常工作与特色工作进行区分是必要的。因为对于日常工作，可以通过各项指标比较明晰地了解到工作的效果、质量、公众满意度等方面。对于特色工作而言,通过这些指标可以了解到工作是比较有新意的,也是处于实验的阶段,所以对这种工作而言,其评估难度比较大。这类工作的具体实施方法,对于各评估主体而言可能都是比较陌生的。针对特色工作的这些特征,除了要以与日常工作具有同质性的指标衡量以外,还要以其他的方式更详细地了解情况。这些情况包括进行特色工作的构想出发点、现在完成的情况、公众的反应、在执行的过程中所遇到的困难以及解决的方法。从形式上看,这更像是一种在工作完成情况基础上对该项特色工作的可行性、质量、推广程度的评估。

2)不同类型部门绩效评估指标的选取:由于各个部门存在服务对象、工作性质方面的差异,我们要通过不同的方法衡量各部门的绩效,各种衡量方法的侧重点也有所差异。粗略地划分,可以分为2大类:主要向社会提供服务的部门,即外部机关,如计划免疫科、门诊各诊室等;内部管理部门,即内部管理机构,如总务部门、财务部门、人事部门等。尽管前者的产出难以测定,但还是可以通过各种方法进行量化分析,以提供服务的后果为重点进行衡量。而后者的产出难以用量化的方法进行衡量而且难以观察,很难从后果上来衡量,只能从过程、程序上进行控制和评价。

a.外部机关绩效评估指标的选取:外部机关绩效评估指标主要包括投入指标、产出指标、效果指标、满意度指标、质量指标、成本效益指标、效率指标。投入指标是衡量为实现某一目标而消耗的人力、物力、财力等指标,如护理绩效评估中的床护比。产出指标是指提供的服务单位,反映了为提供服务所作出的努力,如残疾人康复指导人次。效果指标是指服务供给产生的效果,如健康档案累计覆盖率。满意度指标是提供的服务与公众需要的契合度,如出院患者满意度。质量指标反映了公众期待的有效性。成本效益指标将投入与产出结合起来。效率指标是指如何运用其资源产出单位服务,效率测定对效率的描述是定量而非定性的,反映的是整体而非个别情况。

b.内部管理部门绩效评估指标的选取:内部管理部门并不向社会提供产品或服务,其服务对象是其他工作部门或机构,或者说它们仅辅助、协调其他工作部门的工作。对这类机关的绩效评估的重点,应当转移到对工作过程的控制和其他部门工作人员的满意程度上来。

内部管理部门绩效评估指标主要包括：遵守纪律性指标、投入指标、及时性指标、程序改进指标、内部工作人员满意度指标。遵守纪律性指标是指部门是否按法律、法规、规章及内部规范的规定完成工作。投入指标是指为完成某项工作所耗费的资源，即投入的劳动力和时间，比如，制订一个内部规范的人数和时间。及时性指标指是否按照要求或计划规定的固定期进行服务，比如，人事部门是否按时进行工作人员的业务培训。程序改进指标是指工作的程序是否过于复杂导致工作效率不高或工作成本的不经济，是否具有改进的必要。内部工作人员满意度指标的基本含义与前述满意度指标的含义相同，在这里，内部的工作人员成为服务对象，如内部工作人员对组织学习重要思想活动的满意度。

通常我们将公共卫生服务中心的绩效指标分为一级指标、两级指标、三级指标。

评估指标确定之后的任务就是为评估指标设定评估标准，评估标准是绩效评估的参照系。如果将衡量绩效的评估指标比作一把尺子，评估标准就是尺子上的刻度。尺子上没有刻度，不能度量长短，而评估指标没有评估标准作为其参考系，得出的评估结果对于量化指标而言只是空洞的数字；对于非量化指标而言只是一些描述性的语言，无法转化为可比较的分数，也就失去了评估的意义。因此，确定评估标准也是建构绩效评估指标体系的关键环节。

绩效评估标准不仅要公之于众，而且要记录在案，并规定其使用期限。有效的绩效评估标准必须符合信度和效度原则，信度是指评估结果必须相当可靠，即在时间间隔不是很长的时段内，评估结果基本趋向一致，上下偏差不大；效度是指达成所期望目标的程度，也是评估标准与被评估内容间的关联程度。评估绩效是质的标准和量的标准的统一，但根据具体内容的不同各有侧重。评估标准主要有 3 个方面：一是数量标准，包括投入与产出比例、效益比例和能力比例；二是行为标准，即依据一定的法规、制度、程序和指标等实现的程度，判定行政效能的高低；三是功能标准。

4.设定权重

公共卫生服务中心绩效评价中，权重是用来表示各项绩效示标相对重要性的百分比。权重系数的确定是否合理对建立综合评价模型十分重要，科学合理地确定每一项指标的权重，是保证综合指标体系在实际评价工作中切实可行的关键。

在对多维度指标进行评价时，指标数量较多，这些评估标准对于评估的对象所起的作用有大有小。也就是说，同样都是评估指标，但对评估对象的评估结果影响是不同的。根据评估指标对评估对象影响程度的大小，应该对每项评估指标的权值进行设定。根据评估指标相互影响的大小确定的权值称为影响权值，而依照主观的价值判断的权值又称为价值权值，实际上也就是对系统的评估指标进行排序。

具体而言，对评估指标体系中各项定量指标，应该根据指标各项因素进行排序，通过回归分析确定其权值，所以一切有关排序的处理也可当作权值的处理方法。而对于指标体系中的大多数定性指标，可以采用专家直观判定法确定其权值。

公共卫生服务中心总体评估表一般使用百分制，明确框定了各个维度的权重系数后，就可以对整个评估表进行加总计算了。评估模式技术指标的确定工作主要由评估管理机构负责，专业人员必须做好以下2项工作：首先，精心设计。每一项示标权重、每一个维度权重都要经过反复推敲、反复研究，这是评估效度极为关键的环节。其次，周密计算。面对众多的评估表格，两级加权计算非常复杂，专业人员一定要认真细致，确保每一个数据的准确性。

三、公共卫生服务绩效评价的指标体系和内容

公共卫生服务绩效评价体系是为实现公共卫生服务目标，按照系统论方法构建的、由一系列反映公共卫生服务中心各个侧面信息的指标集合而成的评价系统。迄今为止，美国及欧洲一些国家的社区医院，在组织、部门、个人各层次上也成功实施了绩效管理。随着我国经济体制改革和医疗机构改革的深入，

以及医疗服务市场竞争的进一步加剧，人们对医疗机构的选择性不断增强，无论是对医院医疗质量、服务质量、经营水平等进行内部评价，还是外部评价，都已经提到日程上来。因此，迫切需要建立一套科学的公共卫生服务绩效评价体系。

如何评价社区医院绩效是当今世界普遍关注的话题，要取得共识，首先必须明确绩效指标的基本含义。一般来讲，绩效指标是指一种行为的信号与指导，通常是用数量形式测量社区医院活动特征的官方测量工具。这种测量可以是绝对性的，也可以是相对性的；既包括固定的、机械的程序，也包括一些非正式的如同行评价或声誉排行等过程，为社区医院发展提供相关的有用信息。

对公共卫生服务中心绩效指标的分类，是人们制订和运用绩效指标的基础，也体现了人们对绩效指标研究的深化。绩效指标的分类有多种方法，一种方法是将绩效指标分为3类：内部指标、外部指标和运行指标，其中内部指标反映了公共卫生服务中心方面的特征，外部指标反映了公共卫生服务中心的科室设置适应社会经济的情况，而运行指标主要指公共卫生服务中心的单位成本、工作人员的工作量、医疗设备的使用效率等医务工作的"生产率"情况。另一种方法是将绩效指标划分为输入指标、过程指标和输出指标3类，其中输入指标主要指公共卫生服务中心可利用的资源、人力和经费情况，过程指标指办医活动中有关资源使用率、管理行为和组织运行情况，而输出指标是指办医活动中最终取得的成绩与产出。据此，还有一种方法把管理的概念引入，将绩效指标分为效率指标、效益指标和经济指标，其中，经济指标着眼于实际输入与目标所规定的输入作比较，从而测量输入的节省情况，以避免过分的花费。效率指标着眼于输入和输出的比较，通常是用现实的结果与现实的输入进行比较，从而考察资源的使用情况，以追求成本的最小化。而效益指标着重衡量所规定的目标是否已经实现，从而测量工作的有效性，以追求目标的达成。经济、效益、效率通常涉及医院的各个方面，从医院的投入、过程和产出这三者的关系看，投入指标更多地与经济相联系，过程指标更多地与效率相联系，而产出指标更多地与效益相联系。

参考文献

[1] 赵茹.新形势下基层社区卫生服务中心的财务管理工作途径探讨 [J].财会学习，2020（10）：37–38.

[2] 沈艳丽，黄卿，姚晓敏.东莞市某社区居民电子健康档案管理现状调查 [J].河南预防医学杂志，2020，31（4）：322–324.

[3] 王克春，程芳芳，扈峻峰.推进"健康中国"行动的以点带面策略研究 [J].卫生经济研究，2020，37（4）：15–17.

[4] 何子张，刘旸.韧性城市视角下国土空间防疫体系构建的规划策略 [J].北京规划建设，2020（2）：15–18.

[5] 吴舒窈，徐虹霞，何明.上海市中心城区社区卫生服务中心预约就诊服务开展现况研究 [J].中国全科医学，2020，23（10）：1248–1253.

[6] 孙燕茹，聂礼贺，陆召军.徐州市糖尿病病人对"互联网＋医疗健康"管理模式的接受情况及影响因素的调查 [J].安徽医药，2020，24（4）：751–755.

[7] 郑瑞军，陈素凤，乔旭界.我国基层首诊制现状及其效果的系统评价 [J].卫生软科学，2020，34（4）：14–18.

[8] 秦上人.医学还是公共管理学——对卫生事业管理专业培养定位的思考 [J].教育教学论坛，2020（11）：290–292.

[9] 董艳华.新形势下医院人力资源管理探讨 [J].人力资源，2020（2）：126.

[10] 官绯妍.试析医院公共卫生事业管理中存在的问题及改进建议 [J].中国卫生产业，2019，16（31）：20–22.

[11] 张荣敏.新时代卫生健康事业改革发展与医院管理创新 [M].北京：光明日报出版社，2019.

[12] 叶浩森 . 社区卫生诊断方法与实践 [M]. 北京：人民卫生出版社，2019.

[13] 邢文华，韩丽媛，王应白 . 社区卫生服务实践指导 [M]. 上海：上海交通大学出版社，2019.

[14] 郝模，郭岩 . 中华医学百科全书卫生事业管理学 [M]. 北京：中国协和医科大学出版社，2019.

[15] 梁敬敬，李明，杜兆辉 . 社区卫生服务医院感染分级实用手册 [M]. 北京：人民卫生出版社，2019.

[16] 梁海伦 . 以患者为中心的医疗服务与管理 [M]. 北京：化学工业出版社，2019.

[17] 方鹏骞 . 中国医疗卫生事业发展报告公共卫生与预防保健专题 2018[M]. 北京：中国社会科学出版社，2019.

[18] 董强 .2018年国家医疗服务与质量安全报告 [M]. 上海: 上海科学技术出版社，2019.

[19] 钱庆文，邹新春 . 医疗质量与患者安全 [M]. 北京：光明日报出版社，2019.

[20] 宋理国，刘巍 . 卫生信息技术应用基础 [M]. 西安：陕西师范大学出版总社有限公司，2019.

[21] 方力争，王晨，吴浩 . 社区卫生信息化应用与管理 [M]. 北京: 人民卫生出版社，2018.

[22] 刘光明 . 突发公共卫生事件与传染病防控工作手册 [M]. 沈阳：辽宁大学出版社，2018.

[23] 程玉兰，田向阳 . 健康教育专业人员培训教材突发公共卫生事件健康教育实用技术与方法 [M]. 北京：人民卫生出版社，2018.

[24] 汪建荣 . 卫生法（第 5 版）[M]. 北京：人民卫生出版社，2018.

[25] 黄仁彬，吴志坚 . 医疗质量管理体系建设与实践 [M]. 北京：科学技术文献出版社，2018.

[26] 陆国咪 . 基层卫生信息化建设的实践与思考 [M]. 北京：电子工业出版社，2018.

[27] 王冉，杨霞，孙宁云.新形势下公共卫生事业管理理论研究[M].北京：中国原子能出版社，2017.

[28] 胡红濮.基于信息技术的社区卫生服务绩效管理研究[M].北京：人民卫生出版社，2017.

[29] 沈剑峰.个性化健康医疗管理服务[M].北京：人民卫生出版社，2017.

[30] 杨辉.医院医疗辅助服务作业指南[M].北京：人民卫生出版社，2017.

[31] 张剑.医疗服务信息安全[M].成都：电子科技大学出版社，2017.

[32] 范从华.突发公共卫生事件理论与实践[M].昆明：云南科技出版社，2017.

[33] 李佩环.医疗技术临床准入伦理审查指标体系解读[M].北京：军事医学科学出版社，2016.

[34] 蔡江南.寻路医改——中国卫生政策的创新与实践[M].上海：上海科学技术出版社,2017.

[35] 姚建红.卫生法与卫生政策[M].北京：中国协和医科大学出版社,2022.

[36] 赵德余.医疗卫生政策的理论思考与实施经验[M].上海：上海人民出版社，2017.

[37] 姚强.国家卫生系统绩效评价[M].北京：中国社会科学出版社,2018.

[38] 刘丽杭，王小万.政府卫生支出的规模、结构与绩效评价研究[M].北京：中国社会科学出版社,2013.